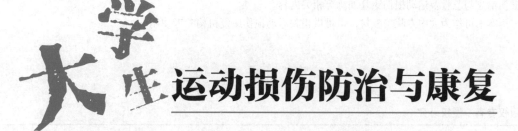

大学生 运动损伤防治与康复

主　编　邹静芸　　毛　永
副主编　周华茂　　莫　铭　　曹志刚
　　　　李　祥
参　编　杨　烨　　唐明伟　　张　清英
　　　　李　峰　　徐旭寅　　刘　璐
　　　　尹　岳　　向　亮　　杨
主　审　朱国军

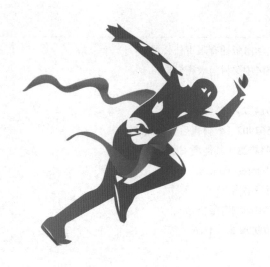

北京理工大学出版社
BEIJING INSTITUTE OF TECHNOLOGY PRESS

内容提要

本书共分八章，分别是运动损伤的解剖学基础、定向培养学员运动损伤总论、身体功能性训练方法、常见运动损伤的处理与治疗、运动损伤急救处理方法、常见运动性疾病的处理、运动损伤后的物理治疗与中医治疗、运动损伤治疗后的康复性训练，主要讲解了运动损伤基础理论、运动损伤预防、运动损伤治疗与急救及运动损伤康复训练等相关内容。

本书可作为大中专院校教材，也可供相关运动损伤康复机构参考使用。

图书在版编目（CIP）数据

大学生运动损伤防治与康复 / 邹静芸，毛永主编.
--北京：北京理工大学出版社，2022.8
ISBN 978-7-5763-1626-1

Ⅰ.①大… Ⅱ.①邹…②毛… Ⅲ.①大学生－运动性疾病－损伤－防治－高等学校－教材②大学生－运动性疾病－损伤－康复－高等学校－教材 Ⅳ.①R873

中国版本图书馆CIP数据核字（2022）第153433号

出版发行 / 北京理工大学出版社有限责任公司
社　　址 / 北京市海淀区中关村南大街5号
邮　　编 / 100081
电　　话 / （010）68914775（总编室）
　　　　　（010）82562903（教材售后服务热线）
　　　　　（010）68944723（其他图书服务热线）
网　　址 / http://www.bitpress.com.cn
经　　销 / 全国各地新华书店
印　　刷 / 河北鑫彩博图印刷有限公司
开　　本 / 787毫米×1092毫米　1/16
印　　张 / 12　　　　　　　　　　　　　　　　责任编辑 / 王晓莉
字　　数 / 246千字　　　　　　　　　　　　　　文案编辑 / 杜　枝
版　　次 / 2022年8月第1版　2022年8月第1次印刷　责任校对 / 刘亚男
定　　价 / 89.00元　　　　　　　　　　　　　　责任印制 / 王美丽

前 言
PREFACE

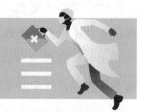

　　军事体能素质是高职院校定向培养学员综合素质的重要组成部分，是强健学员体魄、增强学员军事战斗力、培养未来军事战场作业能力的重要手段，而在军事体能训练中学员因主观因素与客观因素常导致各类运动损伤的发生。运动损伤防治与康复是运动医学与竞技运动、大众健身、学校体育、军事体能训练相结合的产物，是一门应用性学科。本书作为定向培养学员体能训练教程、定向培养学员军事体育教程的配套辅助教材，共八章内容，首先从运动损伤的人体解剖学基础出发，让学员了解人体四大系统的概念、结构、功能、作用。其次让学员熟悉与了解军事体能训练的内容与现代军事体能训练特点，以及了解军事体能训练与运动损伤的关系。定向培养学员在军事体能训练中要遵循科学性训练原则和循序渐进原则，经过问卷调查，60%的学员在军事体能训练前没有进行全方位的热身与准备活动，训练完之后没有进行专项的拉伸放松活动，导致运动损伤的发生概率大大提高，本书在第三章至第八章的内容中让学员全面掌握运动损伤防治与急救的基本理论和基础知识，掌握简单的运动损伤处理方法与急救操作方法，当发生运动损伤前和发生后，学员先要有预防运动损伤的意识，再者能够具备基本的辨别能力，了解运动损伤的处理办法与流程，了解并掌握患者在术后或治疗阶段的康复性训练方法，在促进定向学员身体发育、增强体质、提高军事体能水平及运动能力水平的同时，尽量避免、减少运动损伤发生的概率。为合理应对运动损伤提供科学指导依据。

　　本书具有如下特点：

　　（1）本书大概有350张插图，详细介绍了在军事体能训练中常见的运动急性损伤与慢性损伤的受伤机制、损伤症状、诊断、治疗方法，以及康复评定与康复训练方法及知识点。详细讲述了学员和专业医疗人员在各种情况下的处理要点。本书讲解深入浅出，详细制定康复运动方案，可指导各位学员对运动损伤进行有效的治疗、预防和康复。

（2）配套丰富的立体化资源。以二维码视频形式解决了功能性训练、康复训练、运动损伤急救操作中的重难点问题。

本书在编写过程中，参阅了一些书籍和资料，得到了校合作医院衡阳市南华大学附属第一医院的医学指导，在此表示真诚的谢意。同时感谢本书编写人员与图片、视频拍摄人员，感谢你们的辛苦付出。本书由长沙航空职业技术学院朱国军主审；由长沙航空职业技术学院邹静芸、集美大学体育学院毛永担任主编；由衡阳市南华大学附属第一医院周华茂，长沙航空职业技术学院莫铭、曹志刚、李祥担任副主编；长沙航空职业技术学院杨烨、唐明伟、张清、李峰、徐旭寅、刘英、尹岳，衡阳市南华大学附属第一医院向亮、杨璐参与编写；长沙航空职业技术学院秦华德、侯佳奇、吕伟梁、张文旭、闫明阳、王旭、皮航宇、王浩东参与教材视频拍摄。

由于编写时间仓促，编者水平有限，书中难免存在疏漏和不妥之处，敬请各位专家、学者、使用本书的老师批评指正。

编　者

目 录
CONTENTS

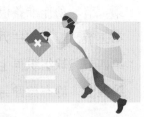

第三部分　运动损伤治疗与急救篇

第四部分　运动损伤康复训练篇

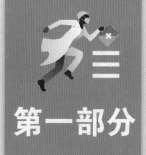

第一部分　运动损伤基础理论篇

第一章　运动损伤的解剖学基础

【学习目标】

◆知识目标

让学员们了解并掌握运动损伤解剖学的基础知识，了解并掌握人体四大系统的概念、作用、结构，全面理解人体生理和病理的发展过程。

◆能力目标

应用解剖学的基本概念、原理、方法分析和解决实际问题，掌握肌肉工作的规律和力学特性。

◆素养目标

培养学员在军事体能训练中预防和处理运动损伤的意识，以学员为主体，培养学生科学的思维方法。

【本章重点】

人体运动系统的组成与作用

人体呼吸系统的组成与作用

人体神经系统的概念、作用、功能

人体心血管系统的概念、作用、功能

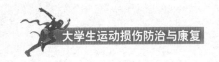

<h1 style="text-align:center">第一节　人体运动系统</h1>

一、人体运动系统概述

1. 人体运动系统组成与作用

概念：运动系统由骨、关节和骨骼肌组成，从日常生活中简单的举手投足动作到生产、劳动和体育运动中各种复杂的技术动作，都是以骨为杠杆、以关节为枢纽、以骨骼肌为动力来实现的。所以骨、关节和骨骼肌是人体运动的执行结构。

作用：人体运动系统主要有三个作用：第一是执行人体运动。其中，骨是运动的结构基础；关节可约束骨做各种转动；骨骼肌是完成运动的关键。第二是支持作用。全身各骨借骨联结构成骨骼，有形成体形、支撑体重和维持姿势的功能。第三是保护作用。人的骨骼所形成的颅腔、胸腔、腹腔和盆腔等体腔，皆对脑、心脏、大血管及消化、呼吸、泌尿、生殖系统等众多内脏器官起着重要的保护作用。

2. 运动系统主要结构

（1）骨：以骨组织为主体构成的器官，是在结缔组织或软骨基础上经过较长时间的发育过程（骨化）形成的。成人骨共 206 块，依其存在部位可分为颅骨、躯干骨和四肢骨。

（2）骨骼：是指人和动物体内或体表坚硬的组织，分为内骨骼和外骨骼两种。人和高等动物的骨骼在体内，由许多块骨头组成，叫内骨骼；软体动物体外的硬壳以及某些脊椎动物（如鱼、龟等）体表的鳞、甲等叫外骨骼。通常说的骨骼指内骨骼。

（3）骨骼功能与结构：骨骼是组成脊椎动物内骨骼的坚硬器官，其功能是运动、支持和保护身体；制造红细胞和白细胞；储藏矿物质。骨骼由各种不同的形状组成，有复杂的内在和外在结构，使骨骼在减轻重量的同时能够保持坚硬。骨骼的成分之一是矿物质化的骨骼组织，其内部是坚硬的蜂巢状立体结构；其他组织还包括骨髓、骨膜、神经、血管和软骨。骨与骨之间一般由关节和韧带连接起来。

知识点：人体的骨骼具有支撑身体的作用，是人体运动系统的一部分，成人有 206 块骨头，小孩有 213 块，骨经连接形成骨骼。人体骨骼两侧对称，中轴部位为躯干骨（51 块），其顶端是颅骨（29 块），两侧为上肢骨（64 块）和下肢骨（62 块），如图 1-1-1 所示。

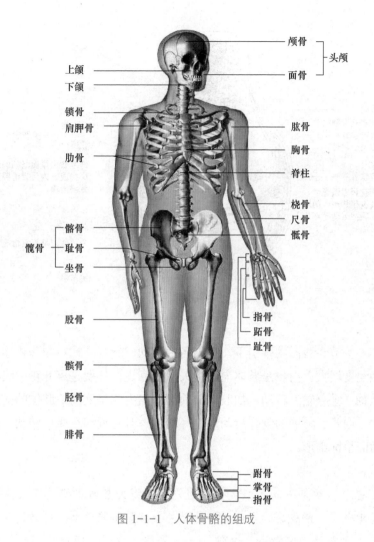

上颌
下颌
锁骨
肩胛骨
肋骨
髋骨
髂骨
耻骨
坐骨
股骨
髌骨
胫骨
腓骨

颅骨
面骨
头颅
肱骨
胸骨
脊柱
桡骨
尺骨
骶骨
指骨
跖骨
趾骨
跗骨
掌骨
指骨

图 1-1-1　人体骨骼的组成

（4）关节：骨与骨之间的连接称为骨连接，包括直接连接和间接连接，关节是指其中的间接连接。

关节解剖结构：关节一般由关节面、关节囊和关节腔三部分构成。关节面是两个以上相邻骨的接触面：一个略凸，叫关节头；另一个略凹，叫关节窝。关节面上覆盖着一层光滑的软骨，可减少运动时的摩擦，软骨有弹性，还能减缓运动时的震动和冲击。关节囊是很坚韧的一种结缔组织，把相邻两骨牢固地联系起来。关节囊外层为纤维层，内层为滑膜层，滑膜层可分泌滑液，减少运动时的摩擦。关节腔是关节软骨和关节囊围成的狭窄间隙，一般只含有少许滑液，如图 1-1-2 所示。

关节辅助结构：有些关节还有一些辅助结构，如韧带是连接骨与骨之间的结缔组织束，成为关节囊的增厚部分，可加强关节的稳固性；关节盘或关节半月板是位于两关节面之间的纤维软骨，能使两骨关节面的形状相互适应，减少运动时的冲击，有利于关节的活动。

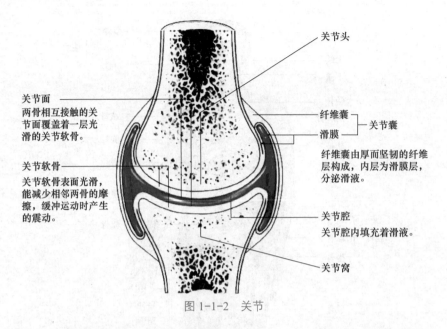

关节面
两骨相互接触的关节面覆盖着一层光滑的关节软骨。

关节软骨
关节软骨表面光滑，能减少相邻两骨的摩擦，缓冲运动时产生的震动。

关节头

纤维囊
滑膜

关节囊

纤维囊由厚而坚韧的纤维层构成，内层为滑膜层，分泌滑液。

关节腔
关节腔内填充着滑液。

关节窝

图 1-1-2　关节

关节运动：关节在肌肉的牵引下，可做各种运动。运动形式：屈是相连两骨之间的角度减小，伸是角度增大；内收是肢体向正中矢状面靠拢，外展是离开正中矢状面；旋转是骨绕本身的纵轴（垂直轴）转动，如肢体的前面转向内侧是旋内，肢体的前面转向外侧是旋外；屈、伸、内收、外展的复合运动即是环转，这时骨近端在原位转动，远端做圆周运动，全骨运动面呈圆锥形。

知识点：关节运动与关节面形状有密切关系，而关节面形状是在人体长期活动中，肌肉作用下逐步获得、形成的。人体关节运动一般都是旋转运动，旋转运动经常是绕着某个轴来进行的。关节运动有滑动、屈伸、水平屈伸、收展、回旋和环转等运动，根据关节的构造不同，各关节的运动方式也不完全一致，关节的运动方式与其功能相适应，如图 1-1-3 所示。

| 屈 | 伸 | 外展 | 内收 | 外旋 | 内旋 |

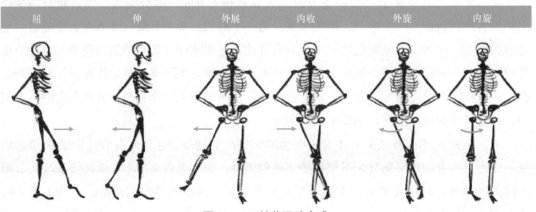

图 1-1-3　关节运动方式

关节的基本病变：

关节肿胀：常由于关节积液或关节囊及其周围软组织充血、水肿、出血和炎症所致。

关节破坏：关节软骨及其下方的骨性关节面骨质为病理组织所侵犯、代替所致。

关节强直：可分为骨性强直和纤维性强直。

关节脱位：关节骨端的脱离、错位，分为完全脱位和半脱位。

（5）肌肉主要由肌肉组织构成。肌细胞的形状细长，呈纤维状，故肌细胞通常称为肌纤维。

结构：肌肉按结构和功能的不同可分为平滑肌、心肌和骨骼肌三种；按形态可分为长肌、短肌、扁肌和轮匝肌。平滑肌主要构成内脏和血管，具有收缩缓慢、持久、不易疲劳等特点，心肌构成心壁，两者都不随人的意志收缩，故称不随意肌。骨骼肌分布于头、颈、躯干和四肢，通常附着于骨，骨骼肌收缩迅速、有力、容易疲劳，可随人的意志舒缩，故称随意肌。骨骼肌在显微镜下观察呈横纹状，故又称横纹肌。

作用：肌肉收缩牵引骨骼而产生关节的运动，其作用犹如杠杆装置，有三种基本形式。

平衡杠杆运动，支点在重点和力点之间，如寰枕关节进行的仰头和低头运动。

省力杠杆运动，其重点位于支点和力点之间，如起步抬足跟时踝关节的运动。

速度杠杆运动，其力点位于重点和支点之间，如举起重物时肘关节的运动。

组织：需要血液供应、淋巴回流、神经支配。

知识点：人体肌肉约 639 块，约由 60 亿条肌纤维组成，其中最长的肌纤维达 60 厘米，最短的仅有 1 毫米左右。大块肌肉约有 2 千克，小块的肌肉仅有几克。一般人的肌肉占体重的 35%～45%。骨骼肌是运动系统的动力部分，分为白、红肌纤维，白肌依靠快速化学反应迅速收缩或者拉伸，红肌则依靠持续供氧运动。在神经系统的支配下，骨骼肌收缩，牵引骨产生运动。

肌肉群训练：肌肉群是指相同或邻近部位肌肉组成的功能统一的群体。了解人体各部位肌肉群，是为了弄明白每块肌肉的类型、作用及功能等方面的不同区别，从而做到正确完成各种健身练习，促进各部位肌肉的发展，增大肌肉块的体积，使肌肉隆起，线条清晰。经常锻炼的肌群有上肢肌群、背部肌群、腹部肌群、臀部肌群、腿部肌群、胸部肌群，如图 1-1-4、图 1-1-5 所示。

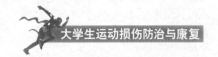

二、体育运动对运动系统的影响

（1）体育运动对骨的影响：促进骨的生长发育，使骨骼增粗，提高骨骼的机械性能。

（2）体育运动对关节的影响：增强关节的稳固性，增大关节的运动幅度和灵活性。

（3）体育运动对骨骼肌的影响：使肌肉体积增大，重量增加，肌力增大，使肌肉中线粒体数量增多，体积增大，肌质网增多，脂肪减少，肌肉中毛细血管数量及其分支吻合增多。

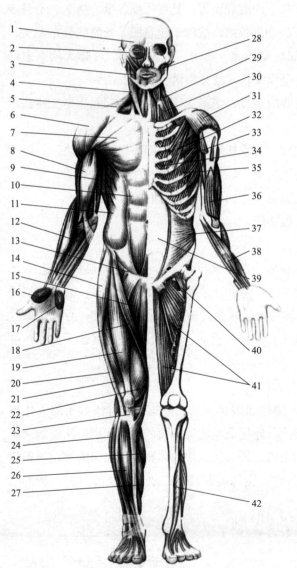

肌肉

前面观。身体右侧为浅层肌，左侧为深层肌

1. 枕额肌额部
2. 眼轮匝肌
3. 口轮匝肌
4. 胸锁孔突肌
5. 斜方肌
6. 三角肌
7. 胸大肌
8. 肱二头肌
9. 前锯肌
10. 腹直肌
11. 腹外斜肌
12. 前臂浅层屈肌
13. 腹股沟韧带
14. 阔筋膜张肌
15. 大腿收肌群
16. 鱼际肌
17. 小鱼际肌
18. 缝匠肌
19. 股直肌
20. 髂胫束
21. 股外侧肌
22. 股内侧肌
23. 髌韧带
24. 腓骨肌
25. 腓肠肌
26. 小腿伸肌
27. 比目鱼肌
28. 颊肌
29. 肩胛提肌
30. 前斜角肌
31. 三角肌
32. 胸小肌
33. 前锯肌
34. 肋间内肌
35. 肋间外肌
36. 肱肌
37. 腹内斜肌
38. 前臂深层屈肌
39. 腹直肌鞘（后壁）
40. 腰大肌和髂肌
41. 大收肌
42. 踇长伸肌

图 1-1-4 肌肉前面观

肌肉

背面观。左半身为浅层肌，右半身为深层肌

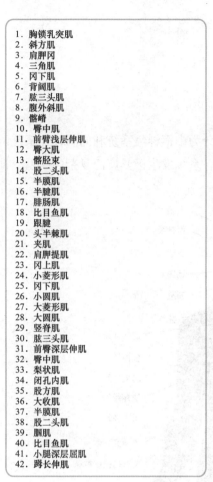

1. 胸锁乳突肌
2. 斜方肌
3. 肩胛冈
4. 三角肌
5. 冈下肌
6. 背阔肌
7. 肱三头肌
8. 腹外斜肌
9. 髂嵴
10. 臀中肌
11. 前臂浅层伸肌
12. 臀大肌
13. 髂胫束
14. 股二头肌
15. 半膜肌
16. 半腱肌
17. 腓肠肌
18. 比目鱼肌
19. 跟腱
20. 头半棘肌
21. 夹肌
22. 肩胛提肌
23. 冈上肌
24. 小菱形肌
25. 冈下肌
26. 小圆肌
27. 大菱形肌
28. 大圆肌
29. 竖脊肌
30. 肱三头肌
31. 前臂深层伸肌
32. 臀中肌
33. 梨状肌
34. 闭孔内肌
35. 股方肌
36. 大收肌
37. 半膜肌
38. 股二头肌
39. 腘肌
40. 比目鱼肌
41. 小腿深层屈肌
42. 𧿹长伸肌

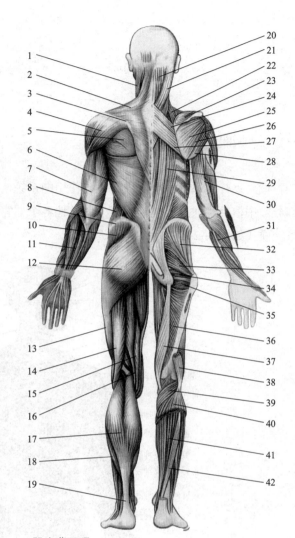

图 1-1-5 肌肉背面观

三、思考题

人体运动系统中骨的数量与肌肉的数量分别为多少？

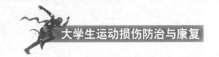
第二节　人体神经系统

一、人体神经系统概述

　　概念：神经系统是机体内起主导作用的系统，分为中枢神经系统和周围神经系统两大部分。中枢神经通过周围神经与人体其他各个器官、系统发生极其广泛复杂的联系，神经系统模式如图 1-2-1 所示。

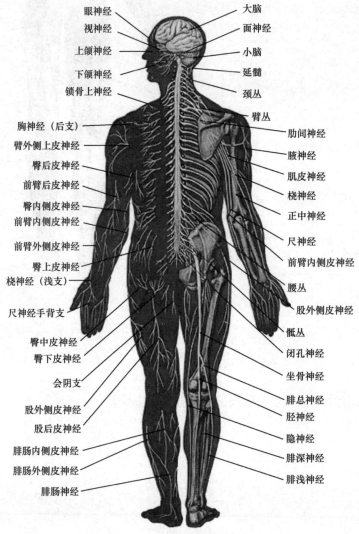

图 1-2-1　神经系统模式

作用：神经系统在维持机体内环境稳态，保持机体完整统一性及其与外环境的协调平衡中起着主导作用。在社会劳动中，人类的大脑皮层得到了高速发展和不断完善，产生了语言、思维、学习、记忆等高级功能活动，使人不仅能适应环境的变化，而且能认识和主动改造环境。内、外环境的各种信息，由感受器接受后，通过周围神经传递到脑和脊髓的各级中枢进行整合，再经周围神经控制和调节机体各系统器官的活动，以维持机体与内、外界环境的相对平衡。神经系统是由神经细胞（神经元）和神经胶质所组成，如图 1-2-2 所示。

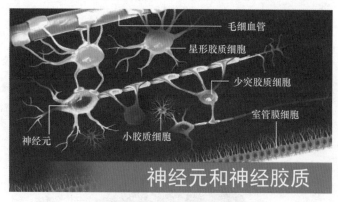

图 1-2-2　神经元和神经胶质

功能：

（1）神经系统调节和控制其他各系统的功能活动，使机体成为一个完整的统一体。例如，当参加体能训练时，随着骨骼肌的收缩，出现呼吸加快加深、心跳加速、出汗等一系列变化。

（2）神经系统通过调整机体功能活动，使机体适应不断变化的外界环境，维持机体与外界环境的平衡。如气温低时，通过神经系统的调节，使周围小血管收缩，减少体内热量散发；气温高时，周围小血管扩张，增加体内热量的散发，以维持体温在正常水平。

（3）人类在长期的进化发展过程中，神经系统（特别是大脑皮质）得到高度的发展，产生了语言和思维，人类不仅能被动地适应外界环境的变化，而且能主动地认识客观世界，改造客观世界，使自然界为人类服务，这是人类神经系统最重要的特点。

分类：

（1）中枢神经系统：包括脑和脊髓。脑位于颅腔内，脊髓位于椎管内，如图 1-2-3、图 1-2-4 所示。

（2）周围神经系统（外周神经系统）：包括与脑相连的 12 对脑神经和与脊髓相连的 31 对脊神经。

外周神经系统又可分为躯体神经系统和内脏神经系统。

躯体神经系统：又称为动物神经系统，含有躯体感觉和躯体运动神经，主要分布于皮肤和运动系统（骨、骨连接和骨骼肌），管理皮肤的感觉和运动器的感觉及运动。

内脏神经系统：又称自主神经系统、植物神经系统，主要分布于内脏、心血管和腺体，管理它们的感觉和运动。含有内脏感觉（传入）神经和内脏运动（传出）神经，内脏

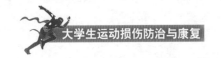

运动神经又根据其功能分为交感神经和副交感神经。

活动方式：神经系统的功能活动十分复杂，但其基本活动方式是反射。反射是神经系统对内外环境刺激变化所做出的反应。

知识点：反射活动的形态基础是反射弧。反射弧的基本组成：感受器→传入神经→反射中枢→传出神经→效应器。反射弧中任何一个环节发生障碍，反射活动将减弱或消失。

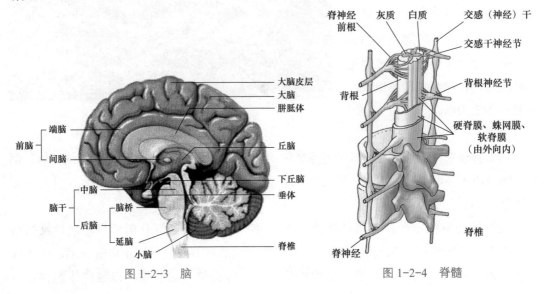

图 1-2-3　脑　　　　　　　　　　　　　　　图 1-2-4　脊髓

二、神经系统主要结构

（1）神经元（神经细胞）。神经元是一种高度特化的细胞，是神经系统的基本结构和功能单位，它具有感受刺激和传导兴奋的功能。神经元由胞体和突起两部分构成。胞体的中央有细胞核，核的周围为细胞质，细胞质内除有一般细胞所具有的细胞器（如线粒体、内质网等）外，还含有特有的神经原纤维及尼氏体。神经元的突起根据形状和机能又分为树突和轴突。树突较短但分支较多，它接受冲动，并将冲动传至细胞体，各类神经元树突的数目多少不等，形态各异。每个神经元只发出一条轴突，长短不一，胞体发生的冲动则沿轴突传出，如图 1-2-5 所示。

分类：根据突起的数目，可将神经元从

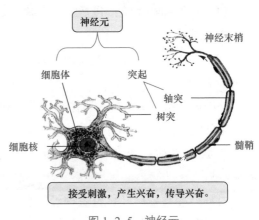

图 1-2-5　神经元

形态上分为假单极神经元、双极神经元和多极神经元三大类。根据神经元的功能，可分为感觉神经元、运动神经元和联络神经元。感觉神经元又称传入神经元，一般位于外周的感觉神经节内，为假单极或双极神经元，感觉神经元的周围突接受内外界环境的各种刺激，经胞体和中枢突将冲动传至中枢；运动神经元又名传出神经元，一般位于脑、脊髓的运动核内或周围的植物神经节内，为多极神经元，它将冲动从中枢传至肌肉或腺体等效应器；联络神经元又称中间神经元，是位于感觉和运动神经元之间的神经元，起联络、整合等作用，为多极神经元。

（2）神经纤维：神经元较长的突起（主要是轴突）及有髓鞘的具有髓鞘机构，无髓鞘神经，称神经纤维。在中枢神经系统内的鞘状结构由少突胶质细胞构成，在周围神经系统的鞘状结构则由神经膜细胞（也称施万细胞）构成。

（3）突触：神经元间联系方式是互相接触，而不是细胞质的互相沟通。该接触部位的结构特化称为突触，通常是一个神经元的轴突与另一个神经元的树突或胞体借突触发生机能上的联系，神经冲动由一个神经元通过突触传递到另一个神经元。

（4）神经胶质：数目是神经元的 10 ～ 50 倍，突起无树突、轴突之分，胞体较小，胞浆中无神经原纤维和尼氏体，不具有传导冲动的功能。神经胶质对神经元起着支持、绝缘、营养和保护等作用，并参与构成血脑屏障。

三、神经系统对躯体运动的调节

1. 牵张反射

概念：当骨骼肌受到外力牵拉时，该肌就会产生反射性收缩。

类型：腱反射，肌紧张。

牵张反射弧的特点：感受器和效应器在同一块肌肉中。

2. 姿势反射

人为了维持身体基本姿势而发生肌肉张力重新调配的反射活动。

分类：两者具有相互包含关系，静位运动反射包括状态反射。

状态反射：当头部在空间的位置改变时，可反射性地引起四肢和躯干的肌肉张力重新调整的反射活动。

静位运动反射：身体在空间发生位移时引起肌肉张力改变的反射活动。

反射规律：头侧倾或扭转时，同侧上、下肢及背部伸肌紧张性加强；

头部后仰时，引起上、下肢及背部伸肌紧张性加强；

头部前倾时，引起上、下肢及背部伸肌紧张性减弱。

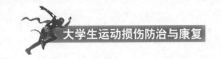

四、中枢神经系统各部位的机能

（1）脊髓：其机能是实现兴奋的传导和完成基本的反射活动。

（2）延髓和脑桥：延髓是中枢神经系统高级部位与低级部位之间，以及它们与小脑之间的重要通道。延髓和脑桥是维持生命活动的中枢所在地。

（3）中脑：中脑位于脑桥和间脑之间。

（4）小脑：维持身体平衡；调节肌紧张；协调随意运动。

（5）丘脑：丘脑是绝大多数感受性冲动传向大脑皮层的中转站，丘脑下部是植物性机能调节中枢。

（6）大脑：中枢神经系统机能调节的最高部位。

五、体育运动对大脑的影响

人的脑细胞有 140 亿～150 亿个，40 岁以后每天约有 10 万个脑细胞开始凋亡，到六七十岁时大致减少 1/10。实验证明：为了防止智力前期下降，延缓大脑功能的老化，适当地参加体育运动，对保持和促进脑健康有明显的效果。经常参加运动锻炼的人，在智力和反应方面明显高于未参加锻炼（或极少参加运动）的同龄人。这是因为经常从事体育运动的人，心脑血管会更具有弹性，血液循环也更加通畅，血液循环量比一般人高出 2 倍，这样能够向大脑组织提供更充足的氧气和营养物质，从而改善中枢神经的营养状况，使大脑活动更自如、思维更敏捷。

六、体育运动对神经系统的影响

1. 经常参加体育运动有利于神经系统的功能提高

体育运动能改善神经系统的调节功能，提高神经系统对人体活动时错综复杂的变化的判断能力，并及时做出协调、准确、迅速的反应。

2. 运动对神经系统的良好影响

运动对神经系统的良好影响主要在于它是一种积极的休息。当经过较长时间的脑力劳动，身体感到疲劳时，参加短时间的体育运动，可以转移大脑皮层的兴奋中心，使原来高度兴奋的神经细胞得到良好的休息，同时又补充了氧气和营养物质。而脑组织所需氧气和营养物质的供给又完全依赖于血液循环、呼吸和消化系统，体育运动在很大程度上改善了这些系统的功能，提高了它们的工作效率，从而促进了脑血液循环，改善了脑组织的氧气和营养物质供应，使脑组织的工作效率有了显著提高。

3．运动有利于神经系统的完善

神经系统在机体其他系统的配合下，构成了神经—体液调节系统，它是人体全自动控制系统的中枢，主要负责维持人体的稳定状态。经常参加体育运动，可以使这一系统得到锻炼和加强，使中枢神经系统对兴奋和抑制的调节能力更趋完善，从而进一步活跃全身各个系统和器官的功能，使它们的活动更加协调，工作效率提高，对外界刺激的反应迅速、灵敏，以适应外界环境的变化并增强抵抗各种疾病因素的能力。

七、思考题

神经系统对躯体运动的调节方式有哪些？

第三节　人体呼吸系统

一、人体呼吸系统概述

1．人体呼吸系统的概念与结构

概念：人体与外界空气进行气体交换的一系列器官的总称。

结构：包括鼻、咽、喉、气管、支气管及由大量的肺泡、血管、淋巴管、神经构成的肺，以及胸膜等组织。临床上常将鼻、咽、喉称为上呼吸道，气管以下的气体通道（包括肺内各级支气管）部分称为下呼吸道，如图 1-3-1 所示。

2．肺

肺为气体交换的器官，其位于胸腔内，纵隔的两侧，分为左右肺。肺表面附着脏层胸膜，与附着胸壁的壁层胸膜形成封闭的负压胸膜腔，以保持肺的膨胀与回缩。如果胸膜破裂，气体进入胸膜腔造成气胸，可使肺受压萎陷，导致心脏及大血管呼吸困难。一旦发生张力

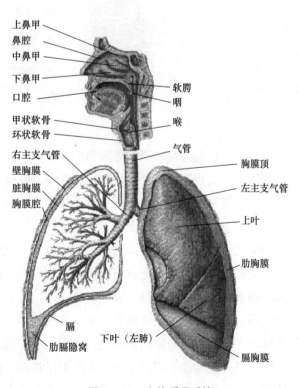

图 1-3-1　人体呼吸系统

性气胸，胸腔出现正压会丧失通气及换气功能，影响血液向心运动。

3. 肺的通气功能

（1）肺通气：肺通气是肺与外界环境之间的气体交换过程。实现肺通气的器官包括呼吸道、肺泡和胸廓等。呼吸道是沟通肺泡与外界的通道，肺泡是肺泡气与血液气进行交换的主要场所，肺通气的直接动力是肺内外的气压差，原动力是呼吸肌的收缩与舒张。

（2）肺通气原理：A 完成从鼻腔到肺泡，和肺泡到鼻腔的气体传送，需要动力克服阻力。

B 肺泡与外界环境的压力差是肺通气的直接动力，呼吸肌的舒张收缩运动是肺通气的原动力。C 肺泡的阻力，包括弹性阻力和非弹性阻力。

（3）呼吸肌：呼吸肌指与呼吸运动有关的肌肉，包括肋间肌、膈肌、腹壁肌、胸锁乳突肌、背部肌群、胸部肌群等。

锻炼方法：过度通气法、阻力呼吸法、膈肌起搏、腹肌锻炼。

（4）呼吸运动：呼吸肌收缩、舒张所造成的胸廓的扩大和缩小，称为呼吸运动，呼吸运动是肺通气的原动力，如图 1-3-2 所示。

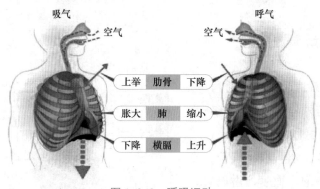

图 1-3-2　呼吸运动

形式：根据参与呼吸的呼吸肌的主次可以分为腹式呼吸、胸式呼吸和混合式呼吸；根据呼吸的用力程度可以分为平静呼吸和用力呼吸。

（5）呼吸过程的三个环节：一是外界空气与肺泡之间以及肺泡与肺毛细血管血液之间的气体交换，这称为外呼吸；二是气体在血液中的运输，通过血液中的运行，一方面把肺部摄取的氧及时运送到组织细胞，另一方面又把组织细胞产生的二氧化碳运送到肺毛细血管以便排出体外；三是血液与组织细胞之间的气体交换。当人体吸气时，膈肌和肋间肌收缩，胸廓扩张，膈顶下降，吸气时负压增大，外界富含氧气的新鲜空气经气道进入肺泡，氧气透过肺泡壁进入毛细血管，而毛细血管内由组织新陈代谢产生的二氧化碳进入肺泡。人体呼气时，膈肌及肋间肌松弛，胸廓依靠弹性回缩，二氧化碳便经气道排出体外。这样一吸一呼，便构成了一次呼吸，人体正是依靠不停地呼吸运动进行气体交换，满足机体新陈代谢的需要，而使生命得以维持，如图 1-3-3 所示。

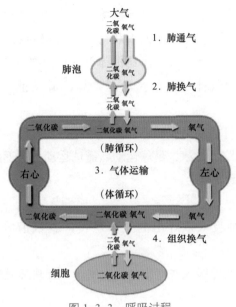

图 1-3-3 呼吸过程

（6）呼吸过程中肺内压的变化。

概念：肺内压是指肺泡内的压力。

变化：吸气时肺内压低于大气压，呼气时肺内压高于大气压。

（7）呼吸过程中胸膜腔内压的变化。

概念：胸膜腔内的压力。

正常值：小于大气压，故称为胸内负压。

原因：胸膜腔内压＝肺内压－肺回缩压。

胸内负压的生理意义：

①使肺泡维持扩张状态，维持正常呼吸；

②促进静脉血液与淋巴液的回流。

4．肺通气功能的评价

（1）肺容量。

组成：潮气量、补吸气量、补呼气量、余气量、功能余气量、肺活量。

肺活量的概念：肺活量（vital capacity）是指在最大吸气后尽力呼气的气量。包括潮气量、补吸气量和补呼气量三部分。肺活量因性别和年龄而异，男性明显高于女性。在20岁前，肺活量随着年龄增长而逐渐增大，20岁后增加量就不明显了。成年男子的肺活量3 500～4 000毫升，成年女子2 500～3 000毫升。肺活量主要取决于胸腔壁的扩张与收缩的宽舒程度。肺活量随年龄的增长而下降，每10年下降9%～27%，但长期坚持体育运动的人，其肺活量仍能保持正常。

肺活量的重要性：肺活量与人的呼吸密切相关。生理学研究表明人体的各器官、

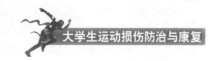

系统、组织、细胞每时每刻都在消耗氧，机体只有在氧供应充足的情况下才能正常工作。人体内部的氧供给全部靠肺的呼吸来获得，在呼吸过程中，肺不仅要摄入氧气，还要将体内代谢出的二氧化碳排出。肺是机体气体交换的中转站，这个中转站的容积大小直接决定着每次呼吸气体交换的量，这是检测肺功能的最直观，也是最客观的指标。

肺活量提高方法：体育运动可以明显提高肺活量，如可以经常性地做一些扩胸、振臂等徒手操练习，坚持耐久跑、游泳、足球运动、篮球运动、折返跑等，像军队中的海军陆战队员肺活量可达6 000毫升以上。

（2）肺通气量。

每分通气量：每分钟吸入或呼出的气体总量。其数值等于潮气量与呼吸频率的乘积。

最大通气量：每分钟所能吸入或呼出的最大气量，反映肺通气的最大能力。

二、运动与呼吸

1．一次性运动时呼吸的变化

运动时每分通气量的增加主要是潮气量的增加；当运动强度增加到一定程度时，则主要依靠呼吸频率的增加。

在一定范围内每分通气量与运动强度呈线性相关，若超过这一范围，每分通气量的增加幅度将明显大于运动强度的增加。

定量负荷运动时，通气量的增加规律类似饱和曲线的形式，即先快速增加，再缓慢增加，最后达到一个平稳水平。

2．一次性运动时呼吸的调节

神经调节：运动前的通气量增大是赛前状态生理机能变化之一。运动开始后通气量快速增加的因素：一是大脑皮质发出两路指令，一路指令使肌肉收缩，另一路到达呼吸中枢，引起呼吸增强；二是当肌肉活动时，引起本体感受器兴奋增加，反射性地引起呼吸增强。

体液调节：主要是指PCO_2、PO_2及pH值的作用。在中、轻度运动时，由于它们的浓度变化较小，因此起作用较小；但在大强度运动时，作用明显增加。

3．呼吸形式与技术动作的配合

呼吸的形式主要分成两大类：以胸廓运动为主完成的呼吸形式称为胸式呼吸，以横膈运动为主完成的呼吸形式称为腹式呼吸。采用何种形式的呼吸，应根据有利于呼吸形式而又不妨碍技术动作的运用为原则，灵活转换。腹式呼吸如图1-3-4所示。

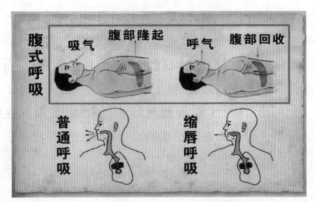

图 1-3-4　腹式呼吸

4．呼吸时间与技术动作的配合

通常非周期性的运动要特别注意呼吸的时相，什么时候该吸气什么时候该呼气应以人体关节运动的解剖学特征与技术动作的结构特点为标准。一般在完成两臂后屈、外展、外旋、扩胸、提肩、展体或反弓动作时，采用吸气比较有利；在完成与上述相反的动作，如两臂前屈、内收、内旋、屈体或团身动作等，则采用呼气比较顺当。但也有例外时（如杠铃负重下蹲起立时，改为呼气较好），以立足完成技术动作为基础，然后考虑吸气与呼气的时间协调。

5．呼吸节奏与技术动作的配合

通常周期性的运动要特别注意呼吸的节奏，富有节奏地呼吸，将会使运动更加轻松和协调，更有利于创造出好的运动成绩。如周期性的跑步运动，中长跑训练宜采用 2～4 个单步一吸气、2～4 个单步一呼气的方法进行练习；短跑训练常采用"憋气"与断续性急促呼吸相结合，即每"憋气"2～12 个单步（或更多）后，做一次 1 秒以内完成的急促深呼吸。

6．口鼻同时呼吸的作用

（1）可以减少呼吸道的通气阻力，增加通气量；

（2）无须呼吸运动的肌肉为克服更大阻力而增加额外的消耗，推迟疲劳的出现；

（3）暴露满布血管的口腔，增加散热量；

（4）在冬季进行运动，不宜用口呼吸，要尽可能使吸入的新鲜空气经由鼻腔加温后再进入气管和肺，以防止感冒、气管炎等疾病的发生。

三、运动训练中的憋气运用

深或浅的吸气后，紧闭声门，尽力地做呼气动作，称为憋气。通常在完成最大静止用力的运动时，需要憋气来配合，如体能训练中大负荷的举重练习、阻力对抗练习、短跑练习等。憋气对运动良好的作用：憋气时可反射性地引起肌肉张力的增加，可为有关的运动环节创造最有效的收缩支撑条件。但憋气也会对人体产生负面的作用，憋气的不良影响：一是憋气使胸腔内压上升，造成静脉血回心受阻，进而心脏充盈不充分，输出量锐减，血压大幅下降，导致心肌、脑细胞、视网膜供血不全，产生头晕、恶心、耳鸣、眼前发黑等感觉，影响和干扰运动的正常运行；二是憋气结束时，会出现反射性的深呼吸，造成胸膜腔内压遽减，原先滞留于静脉的血液迅速回心，冲击心肌并使心肌过度伸展，血压也剧升。

四、体育运动对呼吸系统的影响

科学系统的体育运动对呼吸系统有很大的好处，通过积极的运动会增强身体的抵抗能力，能够有效地预防呼吸道感染，还能够使呼吸肌逐渐发达，而且会有力量增强的作用，会增强肺的功能，还容易增加肺从内向外排气的量，增加肺活量。经常的运动、深呼吸也能够使膈肌的收缩和放松达到最佳的状态，长期的锻炼还能够促进肺的良好发育，增加肺泡的弹性和通透性，这样有利于气体的交换。但不要进行过于剧烈的运动，如果人体疲劳，抵抗能力也会有所下降，同时，对呼吸系统也不是很有利。

五、在雾霾天气进行体育运动对呼吸系统的影响

1. 雾霾天气时的特征

雾霾天气时风力小，空气流动慢，空气中各种细菌、悬浮物和化学物质比平时要多很多，化学粉尘、物理粉尘、致病菌粉尘都会刺激呼吸道，甚至传播疾病。此时，进行室外体育锻炼时间的延长，会吸入更多的有害有毒的物质，这样极易诱发或加重多种病症，如气管炎、咽喉炎、胸膜炎等，如图 1-3-5 所示。

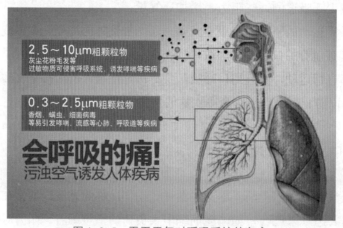

图 1-3-5　雾霾天气对呼吸系统的危害

2. 雾霾天气进行体能训练的对策

雾霾天气一定要注意着装。发生雾霾天气时，一般气温偏低，最好不要进行户外运动，应将运动转移到室内进行。在室内可选择的运动项目很多，如在健身房进行一些小肌肉群的力量练习；还可以在健身房里进行高强度无氧间歇练习与拉伸肌肉等。雾霾天气空气湿度比较大，大气浑浊、视野小，应该加强身体保护工作，要减少体能训练的运动量，如果有心血管、呼吸系统疾病的人要停止体能训练，以免发生意外，可以进行小的运动量的活动，如有不适及时去医院进行治疗，以免发生意外。多增加水分的摄入，多吃含有维生素的水果。饮水有利于缓解雾霾给我们喉咙带来的不适感。因为肺部是最容易受到雾霾影响的器官，所以多吃一些润肺的食物有益于我们的健康。如梨、枇杷、橙子等新鲜水果。这样不仅可以补充维生素和无机盐，还可以起到润肺除燥、祛痰止咳的作用。

六、思考题

中长跑一般采用怎样的呼吸节奏？

第四节　人体心血管系统

一、人体心血管系统概述

概念：心血管系统又称"循环系统"，是由心脏、血管、毛细血管及血液组成的一个封闭的运输系统，如图 1-4-1 所示。

作用：它是一个密闭的循环管道，血液在其中流动，将氧、各种营养物质、激素等供给器官和组织，又将组织代谢的废物运送到排泄器官，以保持机体内环境的稳态、新陈代谢的进行和维持正常的生命活动。

功能：心脏具有自动节律性、传导性、兴奋性、收缩性。其功能活动也受神经系统的调控，保证血液沿一定方向循环流动。动脉连于心脏和毛细血管之间，将血液从心脏运至组织。毛细血管连于动脉和静脉之间，互相连接成网，是血液与组织间进行物质交换的部位。静脉连于毛细血管和心之间，收集血液流回心脏。

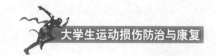

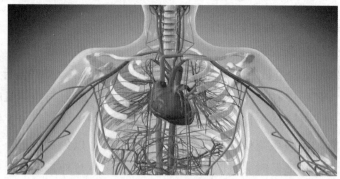

图 1-4-1　心血管系统

二、血液循环概述

概念：血液循环是由体循环和肺循环两条途径构成的双循环，如图 1-4-2 所示。

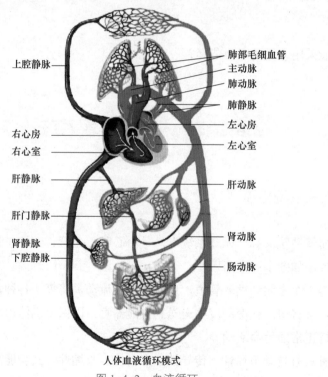

人体血液循环模式

图 1-4-2　血液循环

1．体循环

血液由左心室射出经主动脉及其各级分支流到全身的毛细血管，在此与组织液进行物质交换，供给组织细胞氧和营养物质，运走二氧化碳和代谢产物，动脉血变为静脉血；再经各小静脉中静脉，最后经过上、下腔静脉及冠状窦流回右心房，这一循环为体循环。

2．肺循环

血液由右心室射出经肺动脉的各级分支到达肺毛细血管，在此与肺泡进行气体交换，吸收氧并排出二氧化碳，静脉血变为动脉血；然后经肺静脉流回左心房，这一循环为肺循环。

3．血液循环路线

上下腔静脉→右心房→右心室→肺动脉→肺泡周围的毛细血管→肺静脉→左心房→左心室→主动脉→全身组织处的毛细血管（除了肺）。其中，从左心室开始到右心房被称为血液体循环，从右心室开始到左心房被称为血液肺循环。血液循环路线如图1-4-3所示。

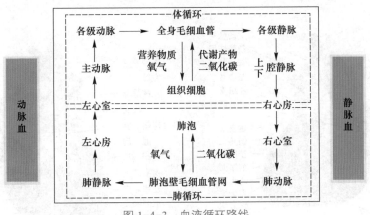

图 1-4-3　血液循环路线

4．血液循环功能

血液循环的主要功能是完成体内的物质运输。血液循环一旦停止，机体各器官组织将因失去正常的物质转运而发生新陈代谢的障碍。同时，体内一些重要器官的结构和功能将受到损害，尤其是对缺氧敏感的大脑皮层，只要大脑中血液循环停止3～4分钟，人就丧失意识，血液循环停止4～5分钟，半数以上的人发生永久性的脑损害，停止10分钟，即使不是全部智力被毁掉，也会毁掉绝大部分。临床上的体外循环方法就是在进行心脏外科手术时，保持患者周身血液不停地流动。对各种原因造成心搏骤停的患者，紧急采用的心肺复苏（心脏按压与口对口人工呼吸，心脏按压包括胸外按压与胸内挤压）等方法是为了代替心脏自动节律性活动以达到维持循环和促使心脏恢复节律性跳动的目的。

三、心脏概述

（1）心脏的外形与位置。

位置：心脏位于胸腔的纵隔内（两肺之间）。在胸骨体和第二条至第六条肋软骨的后方，约2/3位于正中线的左侧，1/3位于其右侧。

外形：心脏近似本人拳头大小，重约450克，呈倒置的圆锥体，外形可分"一尖""一底""两面""三缘"和"三沟"，外形像桃子，如图1-4-4所示。

（2）心脏的形态结构：左心房、右心房、左心室、右心室。

（3）心脏的传导系统：包括窦房结、房室结、房室束、左右房室束分支及分布到心室乳头肌和心室壁的许多细支。

（4）心脏的神经：支配心的运动神经为交感神经和副交感神经。

交感神经：兴奋使窦房结发放冲动的频率增加，房室传导加快，心房心室收缩力增强，冠状动脉扩张。

副交感神经：副交感神经兴奋抑制房室传导，使心跳变慢，降低心房心室收缩力，冠状动脉收缩。

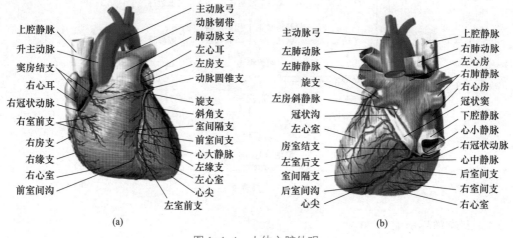

图 1-4-4　人体心脏外观

（a）前面观；（b）后面观

（5）心脏的有关指数和常识。

重量：约 0.45 千克；长度：约 13 厘米；宽度：约 9 厘米。

正常人安静时的脉搏：60～108 次 / 分；平均 75 次 / 分。

运动员安静时的脉搏：40～60 次 / 分。

耐力训练适宜强度：适宜的运动脉搏 =（最高脉率 - 安静时脉率）×65%+ 安静时的脉率，人的一生，心脏共泵出大约 3.04 亿升的血液。

四、血管概述

概念：血管是指血液流过的一系列管道。除角膜、毛发、指（趾）甲、牙质及上皮等地方外，血管遍布人体全身。血管按构造功能不同，分为动脉血管、静脉血管和毛细血管三种，如图 1-4-5 所示。

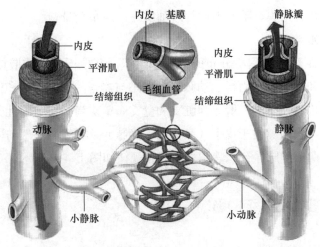

图 1-4-5　血管

1. 动脉血管

西医所指的动脉是运送血液离开心脏的血管，从心室发出后，反复分支，越分越细，最后移行于毛细血管。动脉管壁较厚，能承受较大的压力。大动脉管壁弹性纤维较多，有较大的弹性，心室射血时管壁扩张，心室舒张时管壁回缩，促使血液继续向前流动。中、小动脉，特别是小动脉管壁的平滑肌较发达，可在神经体液调节下收缩或舒张，以改变管腔和大小，影响局部血流阻力。血液的流速快。中医对动脉血管的定义：动乃数脉，见于半上下，无头尾，如豆大，厥厥动摇。

人体动脉血管包括主动脉、无名动脉、颈总动脉、锁骨下动脉、椎动脉和髂总动脉、头主动脉、颈主动脉、股主动脉、胸主动脉、左颈总动脉、左锁骨下动脉、头臂干分出的右颈总动脉、右锁骨下动脉、腋动脉、肱动脉。

2. 静脉血管

是指起自毛细血管，从全身各器官组织运送血液返回心脏的血管体。静脉的管壁较薄，管腔大，弹性较小，内压较低，血流慢。较大的静脉，特别是四肢的静脉，管腔内具有半月状瓣膜，瓣膜顺血流方向打开，逆血流方向关闭，有防止血液倒流的作用。静脉中的血液含有较多的二氧化碳，血色暗红。

人体静脉血管分类：全身的静脉可区分为肺循环的静脉和体循环的静脉两大部分。

3. 毛细血管

毛细血管（capillary）是管径最细，平均为 6～9 微米，分布最广的血管。它是连接微动脉和微静脉的血管。它们分支并互相吻合成网。管壁薄，通透性强。

功能：其功能是利于血液与组织之间进行物质交换。各器官和组织内毛细血管网的疏密程度差别很大，代谢旺盛的组织和器官（如骨骼肌、心肌、肺、肾和许多腺体），毛细血管管网很密；代谢较弱的组织（如骨、肌腱和韧带等），毛细血管网则较稀疏。毛细血

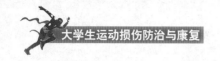

管数量很多，除软骨、角膜、毛发上皮和牙釉质外，遍布全身。

4. 血管分布规律

动脉以最短的距离到达它所分布的器官和组织，并位于深部或肢体屈侧较隐蔽的地方。动脉多与静脉和神经结伴而行。动脉管径大小与器官的形态结构和代谢功能相适应。动脉大多数两侧对称，在躯干一般分为脏支和壁支。壁支尚保留节段性分布特征。静脉分为浅静脉和深静脉，浅静脉位于皮下（又称皮下静脉），深静脉一般与同名动脉伴行。四肢一般一条动脉有两条静脉伴行。静脉血管分布规律如图 1-4-6 所示。

五、体育运动对心血管系统的影响

（1）经常参加体育运动可使心肌细胞内的蛋白质合成增加，心肌纤维增粗，心肌收缩力量增加。这样心脏在每次收缩时将更多的血液射入血管，导致心脏的每搏量增加，长时间的体育锻炼可使心室容量增大。

（2）体育运动可以增加血管壁的弹性，这对人健康的远期效果来说是十分有益的，人随着年龄的增加，血管壁的弹性逐渐下降，进而可诱发高血压等退行性疾病，通过体育锻炼，可增加血管壁的弹性，预防或缓解退行性高血压症状。

（3）体育运动可以促使大量毛细血管开放，因此加快血液与组织液的交换，加快了新陈代谢的水平，增强机体能量物质的供应和代谢物质的排出能力。

（4）体育运动可以显著降低血脂含量（胆固醇、B- 蛋白质、三酰甘油等）、改变血脂质量，有效地防治冠心病、高血压和动脉粥样硬化等疾病。

（5）体育运动还可以使安静时的脉搏徐缓和血压降低。

（6）人在进行运动时，由于体内能量消耗的增加，代谢产物增强，即收缩的力量加大，次数增加，血液循环量增加，从而保证体内较高的新陈代谢水平的需要。活动时，心脏功能的变化就成为心脏功能改善的因素，长期坚持科学运动，能使心脏结构机能上得到改善、提高。一般人的心容积为 700 毫升左右，而运动员为 1 000 毫升以上，这在生理上称为工作性肥大。心脏呈工作性肥大，就使心脏的收缩有力，每次搏动的心血输出量增加。一般人心跳（心率）为 75 次 / 分左右，运动员的心率在 40 ～ 50 次 / 分，优秀长跑运动员为 40 次 / 分左右。

六、思考题

人体血液循环的功能是什么？

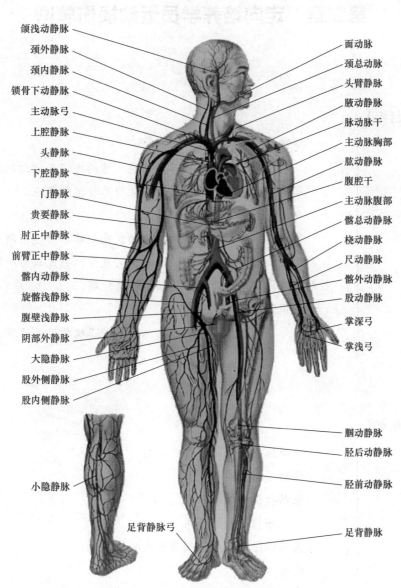

颌浅动静脉
颈外静脉
颈内静脉
锁骨下动静脉
主动脉弓
上腔静脉
头静脉
下腔静脉
门静脉
贵要静脉
肘正中静脉
前臂正中静脉
髂内动静脉
旋髂浅静脉
腹壁浅静脉
阴部外静脉
大隐静脉
股外侧静脉
股内侧静脉

面动脉
颈总动脉
头臂静脉
腋动静脉
脉动脉干
主动脉胸部
肱动静脉
腹腔干
主动脉腹部
髂总动静脉
桡动静脉
尺动静脉
髂外动静脉
股动静脉
掌深弓
掌浅弓

腘动静脉
胫后动静脉
胫前动静脉

小隐静脉

足背静脉弓

足背静脉

图 1-4-6　静脉血管分布规律

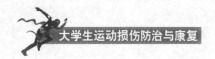

第二章 定向培养学员运动损伤总论

【学习目标】

◆知识目标

让学员们理解与掌握军事体能训练的内容与运动损伤的关系，了解军事体能训练运动损伤的发生原因与预防措施。

◆能力目标

掌握军事体能训练运动损伤的发病规律，能运用所学知识了解军事体能训练方法，预防运动损伤的发生，并能够力所能及地指导帮助身边的同学进行预防运动损伤的处理。

◆素养目标

引导学生热爱军事体能训练，养成正确的锻炼习惯。

【本章重点】

军事体能训练运动损伤概念

运动损伤分类

运动损伤发生的原因

运动损伤的预防措施

军事体能训练运动损伤发生的规律

运动性疾病

第一节　军事体能训练运动损伤概述

一、定向学员军事体能训练与现代军事体能训练特点

军事体能训练内容：定向培养学员军事体能训练、军事体育教学由基础体能训练、专业性体能训练、辅助性体能训练组成。

（1）基础性体能训练内容包括俯卧撑、引体向上、3 000 米长跑、越野跑、仰卧起坐、30 米×2 蛇形跑、V 字支撑、平板支撑、屈臂撑、深蹲跳、立定三级跳、鸭子步、蛙跳、弓箭步跳跃、60 米、100 米、400 米、动静态拉伸练习等。主要发展人体的力量、速度、耐力、灵敏、柔韧五大基础身体素质，其是定向培养学员军事体能训练的核心训练，适用全部军种，也是新兵入伍训练最重要的训练科目之一。

（2）专业性体能内容包括攀爬速降练习、翻轮胎、30 米个人来回搬运物品、5 千米武装越野等。专业性体能训练是将体能转化为战斗力的重要桥梁，是提高定向学员的全身综合力量，提高定向学员未来单兵战斗力水平的重要手段。

（3）辅助性体能训练主要包括田径、球类、跆拳道等一般运动项目，有助于提高学员的单项运动技能水平。

现代军事体能训练及其特点：军事体能训练是在专门人员的指导下，遵循人体生命科学规律，最大限度和高效率地挖掘和发展学员、部队士兵、新兵适应未来高技术战争所需要的体能潜力，保持已获得的体能素质，避免不必要的训练伤病。为打赢未来现代化战争做好生物学上准备的一种专门性训练过程。

现代军事体能训练具有以下五个主要特征：①训练目标高强度、全面性。②训练原则实战性。③训练内容宽广性。④训练内容科学化。⑤组训方式灵活性。

二、军事体能训练运动损伤概述

军事体能训练运动损伤是指在军事体能训练中发生的各种运动损伤和运动性疾病的统称。导致运动损伤的因素多种多样，既有自身内在原因，也有训练外部因素。自身内在原因主要是参训者自身的身体状态、心理素质和训练水平；训练外部因素涉及训练环境、气候、场地器材，训练组织实施中的计划制订、负荷安排、方法选择、手段应用、保护帮助，训练课目本身的技术特征等。其中任何一个环节违反了训练规律，都可能造成训练伤病。

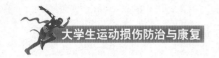

1. 军事体能训练常见运动损伤类型、部位及特点

（1）常见运动性损伤类型：皮肤擦伤、撕裂伤、肌肉拉伤、关节挫伤、膝踝关节扭伤、关节脱位、四肢骨折、腰椎间盘突出症、足底筋膜炎、膝关节半月板损伤、膝关节滑膜炎、胫腓骨疲劳性骨膜炎、跑步膝。

（2）常见运动性损伤部位：腕关节、肩关节、腰椎、膝关节、胫骨、髌骨、足底、踝关节、小腿肌群、大腿肌群、头部。

（3）军事体能训练损伤特点：军事体能训练运动损伤和一般生活中的损伤有所不同，一方面，运动损伤与体能训练有密切的关系。通常损伤发生的原因同训练量的大小、运动强度等因素有关。另一方面，运动损伤同训练项目的特点，尤其是不同训练项目中常用技术动作的特征有关。很多军事体能训练项目，都是结合部队军事训练实际情况而形成的模拟训练形式，它与体育健身锻炼和竞技体育训练有较大不同，具有动作的应变性大、防护装备条件缺少等特点。如基础体能训练中的耐力训练、力量训练、速度训练由于上肢力量、下肢力量、核心力量不强，柔韧性较差，身体协调性较差会出现各类不同的运动损伤。

2. 军事体能训练运动损伤分类

运动损伤的分类方法较多，常用的有按组织损伤分类、按部位损伤分类、按有无创口与外界相通分类、按发病的缓急分类、按发病的程度分类等。

运动损伤按组织损伤分类（图2-1-1）：可将运动损伤分为五类：①骨与关节损伤；②软组织损伤；③内脏损伤；④神经损伤；⑤末端病。

运动损伤按部位损伤分类：可将运动损伤分为上肢损伤、下肢损伤、髋部损伤、膝部损伤、踝部损伤、腰部损伤、头部损伤等。

运动损伤按受伤后皮肤、黏膜的完整性分类：运动损伤可分为开放性损伤和闭合性损伤两种。开放性损伤是指伤部皮肤或黏膜破裂，创口与外界相通，有组织液渗出或血液自创口流出的损伤，如皮肤擦伤、刺伤等。闭合性损伤指的是损伤部位的空间与人体外界空间不相通，或者是指损伤处结构不破坏皮下组织或者内脏结构，这种损伤通常叫作闭合性损伤。闭合性损伤有很多种，常见轻症的闭合性损伤有皮肤以及皮下的软组织挫伤，皮下血肿、关节扭伤、韧带拉伤、韧带撕裂、损伤性筋膜炎、肌肉劳损、软骨的损伤、撕裂，损伤性的腱鞘炎、关节的挫伤、扭伤等都属于较轻的闭合性损伤。

运动损伤按发病的缓急分类：运动损伤可分为急性损伤和慢性损伤。其中，急性损伤常出现于一些高能量活动中，由瞬间暴力一次作用而致伤，伤后症状迅速出现。其特点为发病急、症状骤起。如足球运动中的冲撞受伤、膝关节突然扭转受伤、篮球运动中跳起落地不稳受伤。急性损伤起病较急，可出现骨折（图2-1-2）、脱位、关节扭伤、急性滑囊炎、肌肉拉伤等，常常需要及时处理。因局部长期负担过度，由反复微细损伤积累而成的运动损伤称慢性损伤，其特征为发病缓慢，症状渐起，病程较长。此外，还可因急性损伤处理不当或过早运动而转变为慢性损伤。

运动损伤按创伤的程度分类：运动损伤可分为轻度损伤、中度损伤和重度损伤三种。

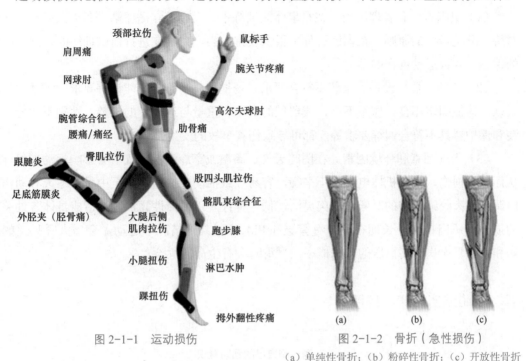

图 2-1-1　运动损伤

图 2-1-2　骨折（急性损伤）

（a）单纯性骨折；（b）粉碎性骨折；（c）开放性骨折

三、运动性疾病的概念

在军事体能训练和比赛中，运动负荷超过了受训者和参赛者所能承受的生理、心理限度，引起机能紊乱和病理变化而导致的各种疾病，称为运动性疾病。

常见运动性疾病：过度紧张、运动性血尿、运动性晕厥、运动中腹痛、肌肉痉挛、运动性中暑、运动性贫血、运动性低血糖。

四、运动损伤的发生原因

1. 主观因素

参加军事体能训练的学员是体能训练的主体。每一个体能训练的参与者，如果在参加体能训练时存在思想上不认真，不遵守活动规则，不讲运动道德，不认真做好准备活动，活动中不按科学方法练习，技术动作不正确，超负荷（动作难度、活动强度、运动量超过身体水平）活动，心理压力大，身体状态欠佳（过度疲劳、病后、睡眠休息差）等情况，均有可能导致运动伤害事故的发生。在某些活动中，运动者没有掌握好自我保护的方法，往往成为重大伤害的主要原因，如体操练习、单杠腹部绕杠造成颈部、腰部损伤。

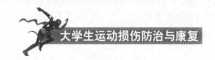

2．客观因素

（1）组织方法和管理不当。在军事体能训练中，没有遵守循序渐进和因人而异、区别对待、分类指导的原则。在训练过程中组织安排不当，尤其在进行器械训练时，缺乏必要的保护，导致运动创伤的发生。

（2）场地、器材设备、服装不符合要求。场地器材不符合体能训练要求，场地太硬或太软，器械固定不良、质量不好，或器械的大小、重量与运动者的年龄、性别不适应，服装和保护器具不符合训练要求等，都可导致伤害事故的发生。

（3）天气因素和环境因素。在阴暗天气、高温或寒冷潮湿天气下会影响运动者的健康从而造成损伤，夏天机体电解质不平衡，容易导致抽动或抽搐，甚至中暑；冬天有动作不协调或肌肉收缩减慢的时候，肌肉灵活性低，弹性差，黏滞性高，容易造成身体各处关节的损伤、肌肉拉伤。长期在室外有雾霾和 PM2.5 过高的情况下运动，会增大呼吸道的疾病和心血管疾病、高血压的患病概率，严重时会有生命的危险。

五、运动损伤自测与自评

测一测自己的预防意识

◎参加活动是否勉强	◎是否在活动前检查场地等
◎是否全过程都集中思想	◎活动前有否思想准备
◎活动前是否做准备活动	◎会不会自我保护动作
◎活动中有否超量活动	◎有没有赌气活动
◎是否遵守活动规则	◎做不做放松活动

六、思考题

运动损伤发生的原因有哪些？

第二节　运动损伤的预防原则与措施

一、运动损伤的预防原则与措施

（1）加强运动安全教育，克服麻痹大意思想，提高预防损伤意识。思想麻痹大意是所有运动损伤因素中最主要的因素，在思想上重视对运动损伤的预防和懂得如何进行预防。

（2）认真做好训练前的准备活动和训练后的肌肉放松工作：在正式体能训练前，准备活动一定要充分，要有针对性地做一般准备活动，也要做专项准备活动。身体肌肉神经一定要完全激活，运动兴奋度要达到适宜程度时再开始训练。如果不做准备活动，由于肌肉、韧带、关节没有活动开，身体协调性差，故而很容易发生软组织拉伤和关节扭伤，特别针对在体能训练中负担较大和易受伤的部位要特别做好准备活动。在进行专项准备活动时要注意热身时间，夏季专项准备活动时间一般不超过 10 分钟，冬季专项准备活动时间一般不超过 15 分钟。训练结束后一定要进行肌肉的放松练习，特别是大负荷训练后，以耐力训练、力量训练为例，对身体酸胀疼痛部位要进行适当的按摩、拉伸练习，降低肌肉疲劳度。

（3）对可能发生运动损伤的环节和易受伤部位，要及时采取预防措施，加强易伤部位的训练。有针对性地加强容易受伤和相对薄弱部位的肌肉力量和伸展性练习，提高它们的运动功能，是积极预防运动损伤的一种有效手段。

二、运动损伤的预防措施

（1）科学训练。合理组织安排军事体能训练与运动量，运动量、运动强度必须与个人身体状况和训练水平相适应。要遵循循序渐进和区别对待原则。学习动作时，要从简到繁，由易到难，从分解到完整动作。

（2）加强保护和自我保护。定向培养学员要学会自我保护的方法，防止运动损伤的出现。例如，当进行短跑练习时因重心不稳而快摔到的一瞬间，要立即低头、屈肘团身，以肩背部着地，顺势翻滚，决不可用手掌直臂撑地，以免发生腕关节脱位。在进行力量器械练习时，应由懂得保护方法的教员和学员进行保护，以防止意外事故的发生。

（3）建立医务监督制度、运动伤病登记制度，做好伤病调研，探索规律，总结经验，逐步完善运动伤病预防措施。在体能训练后，可采用一些按摩方法来进行放松。一种简单易行的自我按摩方法如图 2-2-1 所示。

（4）注意身体的预警。疲乏、焦虑、长期的肌肉酸胀疼痛等是身体发出的预警信号，若置之不理，则小伤会酿成大伤。软组织损伤一般恢复较慢，若处理不当，轻则造成慢性损伤，重则留下不同程度的功能障碍。

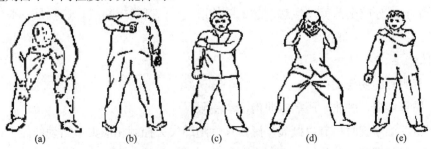

图 2-2-1　自我按摩方法

（a）叩击小腿；（b）叩击背部；（c）叩击肘部；（d）按摩后颈部；（e）叩击肩部

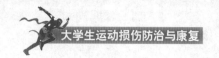
三、思考题

在冬季进行体能训练前专项热身时间为多久？

第三节　军事体能训练运动损伤的发病规律

一、军事体能训练与运动损伤的关系

（1）训练科目：单杠、双杠、仰卧起坐、30 米 ×2 蛇形跑、3 000 米长跑、越野跑、翻轮胎、鸭子步、蛙跳、原地纵跳、立定三级跳、弓箭步蹲起、60 米、100 米、200 米、400 米、俯卧撑、屈臂撑、V 字支撑、平板支撑、仰卧两头起、器械练习、篮球、足球、排球、跆拳道。

（2）在耐力训练、速度耐力、速度训练、下肢力量练习中，下肢损伤较为多见。在耐力训练、速度耐力、速度训练中，膝关节损伤占 40%，足和踝关节损伤占 10%，足跟部、髋、臀部损伤占 15%，腰背部损伤占 5%；下肢力量、爆发力训练中，腰、跟腱部肌肉较易发生受伤；投掷训练中，肩、肘、躯干、膝部伤病较多。在单杠、双杠练习中，上肢损伤、躯干部损伤较易发生，特别是肩、腕、腰椎损伤比较常见。在进行篮球运动时，常见手指关节挫伤，踝关节、膝关节、腰部损伤等。

二、常见运动损伤

1. 肌肉拉伤

机体的肌肉活动是体能训练中的本体原动力，肌纤维的快速活动（收缩、放松）使身体各部位产生激烈的位移，当肌纤维沿着力的方向远离肌肉的附着点，超过了肌纤维的强度，肌纤维的部分或全部就发生解剖学的结构改变——撕裂或断裂。这就是一般的肌肉拉伤，见表 2-3-1。

肌肉拉伤症状：

（1）有明确的受伤史；

（2）局部疼痛、肿胀、压痛，肌肉活动受限；

（3）肌纤维断裂时，有"撕裂"感，然后随即失去控制相应关节活动的能力；

（4）由于断裂肌肉的收缩，在断裂处可见（摸）到明显的凹陷。

表 2-3-1　肌肉拉伤的预防

肌肉名称	损伤部位	损伤项目
大腿前群肌肉	股直肌中上 1/3 处拉伤	田径快跑练习时
大腿后群肌肉	股二头肌上、中 1/3 处拉伤	短跑的起跑、途中跑时
小腿后群肌肉	腓肠肌中、下 1/3 处拉伤	蛙跳、立定三级跳时
大腿内收肌群	内收肌中 1/3 处拉伤	双杠体操并腿做前后摆腿练习时
腰腹部肌肉	腹外斜肌、下后锯肌、腰方肌	投掷类练习

肌肉拉伤的预防：

（1）肌肉拉伤发生的时间，一般在运动刚进入基本阶段和结束阶段，必须控制好该阶段的活动量和集中注意力。

（2）肌肉拉伤的部位，大部分发生在肌肉的中、上 1/3 处的肌束，下 1/3 部分拉伤少见。

（3）充分的准备活动，特别是做好专项活动的各项辅助练习更加重要。

（4）认真做好活动后的放松练习，可避免肌肉发硬，消除肌肉疲劳度，提高肌肉活动功能。

（5）自我按摩、相互按摩在活动前、活动后都是必需的。

2．肌肉痉挛

肌肉痉挛就是俗称的"抽筋"，是肌肉不自主地强直收缩。在短跑练习与无氧耐力间歇跑训练时最容易发生痉挛的肌肉是小腿腓肠肌；其次是足底的屈拇肌和屈趾肌。引起肌肉痉挛的主要原因有寒冷的刺激、电解质紊乱和身体疲劳。发生肌肉痉挛时，通常只要向相反的方向牵引痉挛的肌肉即能缓解痉挛。处理时要注意保暖，牵引时用力要均匀，切忌暴力，以免造成肌肉的拉伤。腹部肌肉痉挛时，可做背部伸展运动以拉长腹肌，还可以进行腹部的热敷及按摩。小腿肌肉痉挛时，可伸直膝关节，勾起脚尖同时双手握住脚用力向上牵引。

3．关节韧带损伤

关节是机体活动的枢纽，其活动幅度均有一定的范围，常被称为生理范围。韧带是关节的稳固组织，由于其起止点的结构关系，在一定角度的位置上呈现紧张，在另一角度的位置上便放松，自然地抑制着一定的肌肉群，故关节不能过度活动。当外力作用于关节，突然产生超过关节生理范围的活动时，就可能使关节及其周围的韧带、肌肉、关节囊发生损伤。运动损伤中最常见的关节韧带损伤是踝关节、膝关节、掌腕关节、肩关节、指关节韧带损伤。单纯的韧带、关节损伤少见，多数是关节及其周围软组织的复合损伤。踝关节扭伤、肩袖损伤、掌指关节损伤、膝关节扭伤、腕关节扭伤、肩关节损伤是军事体能训练中常见的关节韧带损伤。损伤案例见表 2-3-2。

损伤的症状：

（1）损伤部位可发生在韧带的中段，也可发生在起止点处（撕脱性）；

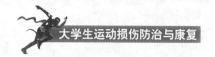

（2）患处红肿、疼痛、局部压痛、关节活动障碍；

（3）患处关节偶有被拉开和松动现象，侧向活动时可有松动感；

（4）韧带断裂时，关节外形有变化，呈内翻或外翻状。

表 2-3-2　损伤案例

损伤关节	损伤部位	损伤项目
肩袖损伤	由冈上肌、冈下肌、小圆肌和肩胛下肌四块肌肉组成	投掷练习中多见冈上肌肌腱伤
腕关节损伤	桡侧、尺侧、腕中部韧带	上肢力量练习、双杠
掌指、指间关节	侧副韧带、关节面	篮球
膝关节侧副韧带	内、外侧副韧带，内侧副韧带伤多见	篮球、足球、田径、跳跃练习

关节韧带损伤的预防：

（1）加强关节肌肉力量练习，特别是加强对薄弱关节的训练。静力性拉伸练习很有实效。提高关节灵活性练习的质量，跳绳练习是个好方法。

（2）认真做好准备活动，特别是专项训练的辅助练习，寒冷天气更要适当加强关节活动。

（3）注意关键运动技术的合理性、正确性，及时纠正错误动作。

（4）场地设备必须认真检查、合理布置、消除隐患。

（5）配备合格护具，易伤的小关节要正确使用绷带包扎，或是穿好预防损伤的护具。

4．骨折与关节脱位

骨折定义为骨的完整性及连续性中断。常见骨折（表 2-3-3）分为两种：一种是皮肤不破，没有伤口，断骨不与外界相通，称为闭合骨折；另一种是骨头的尖端穿过皮肤，有伤口与外界相通，称为开放性骨折。

关节脱位（表 2-3-4）又称脱臼，是由于创伤或病变，关节正常的骨性关系（位置）全部或部分发生改变，使关节功能出现障碍。骨折和关节脱位，均是严重的伤害，在剧烈的运动比赛中或特殊的练习中偶有发生，一般体能训练中很少出现。

表 2-3-3　常见的骨折

名称	部位	损伤时的状态
锁骨骨折	锁骨中 1/3 段较多	400 米障碍跑、灵敏素质训练中倒地时手掌或肩外侧着地
舟状骨折	近远端骨折、腰部骨折	引体向上做摆动练习时重心不稳倒地，攀爬练习意外坠落
外踝骨折	踝内翻伤致外踝撕脱骨折	打篮球抢篮板球，落地时支撑不稳

表 2-3-4　常见的脱位

名称	部位	损伤时的状态
肘关节脱位	后脱位较多见	速度练习、篮球、体操等活动中倒地时臂伸位手撑地
肩关节脱位	前脱位占关节脱位的 95%	跑、跳、攀爬练习从高处跌落时倒地手或肘支撑位受伤
指间关节脱位	后脱位多见	篮球接球触指端受伤、排球拦网、扣球

骨折与关节脱位症状：

（1）患处畸形，功能障碍，异常活动；

（2）疼痛剧烈，面色苍白；

（3）局部有红肿和淤血斑；

（4）伤处压痛明显。

骨折与关节脱位的预防：

（1）掌握正确的自我保护方法，特别是倒地姿势，滚翻与滚动是必须学好的；

（2）增强关节肌肉、韧带力量练习，提高抗击打能力；

（3）加强运动道德教育，不做违规动作及伤害性阻击；

（4）做高难度空中动作，必须有相应的保护措施。

5. 挫伤

身体某一部位被钝力打击或身体碰撞在坚硬物体上，而发生受打击部位机体解剖学结构破坏的伤害，称为挫伤。篮球运动中传球用力过猛导致接球者指关节挫伤，400 米障碍跑练习时，胫骨前肌的撞击伤，是较为常见的挫伤。

挫伤的症状：

（1）轻度挫伤，以皮肤、皮下组织受损，淋巴管和小血管破裂为主要病理变化；

（2）重度挫伤，可伤及肌肉，使部分肌纤维受损或断裂，组织内出血，血液聚积形成血肿（有波动感）；

（3）胸部和腹部的挫伤可影响内脏器官，发生呼吸困难、休克等严重病症；

（4）无内脏损伤的挫伤，主要是局部疼痛、肿胀、淤血、功能障碍。

挫伤的预防：挫伤一般发生在对抗性较强及有障碍的运动项目中，人与人相撞或人与器械碰撞均会造成受力的机体组织受压致伤。因此，预防挫伤就要注意：加强道德教育，不能故意用肘、膝顶撞对方；做好准备活动后，必须穿戴相应的护具。

三、思考题

肌肉痉挛一般在什么情况下会发生？

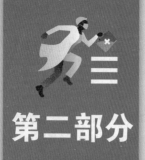

第二部分　运动损伤预防篇

第三章　身体功能性训练方法

【学习目标】

◆知识目标

让学员们了解并掌握身体功能性训练的基本概念与作用。

◆能力目标

学会身体功能性训练法（动作准备模式、躯干支柱力量训练、软组织再生练习、拉伸练习）主要练习方法。

◆素养目标

培养学员利用功能性训练法增强预防运动损伤的意识，培养勇敢坚强、坚韧不拔的品质。

【本章重点】

神经肌肉激活训练

动态拉伸训练

躯干支柱训练

软组织再生训练

静态拉伸、PNF 拉伸训练

第一节 身体功能性训练概述

一、身体功能性训练概述

1. 身体功能性训练的概念

"功能性训练"最早出现在康复医疗中，是物理治疗师对术后或伤后患者所做的康复性练习，通过设计一些模仿患者在家中或工作中的练习，来对患者进行训练，以促进其尽快回到正常生活和工作岗位中去。而后逐渐发展形成一个训练体系，近年来逐步向竞技体育靠近，并逐渐被体能训练界吸收和采用。功能性训练是一个全面发展身体功能，以更好发挥竞技水平的与体育专项性相一致的动作模式训练，它主要从协调性、柔韧性、平衡性、稳定性、核心区等方面进行多关节、多平面和多本体感觉的练习，使神经肌肉骨骼系统更加适应竞技比赛的要求，如图3-1-1所示。

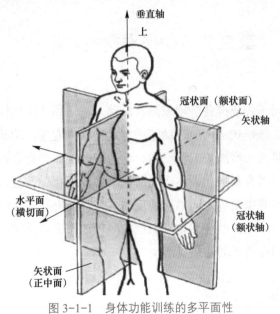

图 3-1-1 身体功能训练的多平面性

2. 身体功能性训练的作用

在定向培养学员军事体育和军事体能训练中运动损伤发生概率较高，各军种学员身体素质参差不齐，运动技能存在较大差异。功能性训练可以通过加强深层小肌肉的协调发展，预防运动损伤。学员在体能训练中经常受伤是由于肌肉紧张、协调性差、动力链存在薄弱环节及忽视以上问题而采取代偿性动作所引起的，功能性训练加强对动作的调整性、

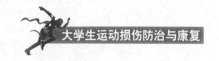

多维度发展，这样可减轻某一关节长期单一重复运动的负荷，进而可对运动损伤进行预防与恢复。

3．身体功能性训练模式

功能动作筛查（FMS）、动作准备（臀部激活模式、神经激活、动态拉伸、动作技能整合）、躯干支柱力量、力量与爆发力、快速伸缩复合训练、软组织再生、拉伸模式。

二、身体功能性训练方法

本书中介绍四种身体功能性训练方法，包括动作准备模式（动态拉伸与神经激活）、躯干支柱力量训练、软组织再生、拉伸练习。

三、思考题

身体功能性训练的七大训练模式是什么？

第二节　动作准备模式训练

动作准备模式不同于传统准备活动或热身活动，它是属于现代体能训练准备活动中的一种新的模式。动作准备模式强调通过动态的方式进行强度递增的动作练习，这样能升高身体温度、有效伸展肌肉、增加关节活动度、激活肌肉本体感觉、逐步提高神经系统的兴奋性。动作准备练习可整合和强化人体运动的基本动作模式和符合运动专项需求的动作模式，建立起神经系统和肌肉系统之间的有效反馈，并且能提高动作的经济性，提升体能训练中的动作效率。本书介绍神经激活与动态拉伸两种动作准备模式，以此针对定向培养学员在军事体能训练前的准备活动和热身活动。

一、神经激活的概念

通过进行各种肌肉激活动作，对机体的肌腱、肌肉和韧带等部位实施有效的刺激和激活，提升神经系统对于肌肉的募集能力，适当的负荷能够对身体进行有效刺激，缓解身体紧张，提升训练的高效性，同时也能够有效预防运动损伤。

系列动作：箭步蹲起→深蹲起→左右跨步跳→原地小碎步。

动作一：箭步蹲起	
练习方法	练习者两脚呈前后站立状态，双脚的内侧为一条直线，双手叉腰，髋部向前挺；下蹲，髋部保持不动，膝关节不能内扣，大腿和地面呈垂直状态，小腿和地面平行，膝关节夹角为90度，两腿交替进行，如图3-2-1所示 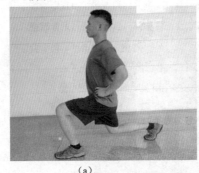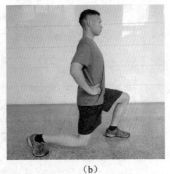 （a） （b） 图 3-2-1　箭步蹲起 （a）箭步蹲起一；（b）箭步蹲起二
练习部位	膝关节与髋关节
练习目的	激活臀部肌群、股四头肌、腘绳肌、髂腰肌、股内侧肌等肌肉
注意事项	练习中骨盆中立，腹部需要收紧，身体保持挺直，成弓步腿的膝关节要呈90度，并且膝关节不能够触碰地面，双眼一直看向前方
练习要求	共2组，每组练习10次

动作二：深蹲起	
练习方法	练习者的两脚呈开立状态，宽度要微大于肩，脚尖向前，身体直立，两只手臂自然下垂；下蹲时双手前平举，下蹲到小腿位置，并且和地面垂直，大腿和地面平衡，身体直立，下颚微微内收，膝关节不要越过脚尖，每组练习10次，如图3-2-2所示 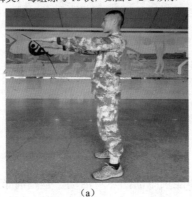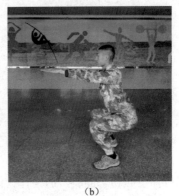 （a） （b） 图 3-2-2　深蹲起 （a）深蹲起一；（b）深蹲起二
练习部位	膝关节、髋关节与踝关节
练习目的	激活臀部肌群、股四头肌、腘绳肌、股内侧肌、股外侧肌等肌肉
注意事项	在练习中身体保持平衡与直立，膝关节尽量不超过脚尖，全脚掌着地，在蹲起时脚尖不能离开地面
练习要求	共2组，每组15次

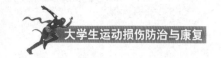
	动作三：左右跨步跳
练习方法	练习者的两脚呈开立状态，脚尖向前，开立的宽度略大于肩宽，膝关节稍微弯曲，身体挺直，躯干微微向前倾；右腿向右跨步跳，随后左腿跟上并且向后抬起，两臂呈自然摆动的状态，两腿交替进行，每组练习 10 次，如图 3-2-3 所示 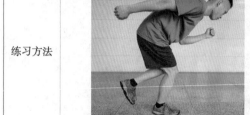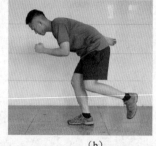 肌肉神经激活动作组合 （a）　　　　　　　　　　（b） 图 3-2-3　左右跨步跳 （a）左右跨步跳一；（b）左右跨步跳二
练习部位	膝关节，髋关节与踝关节
练习目的	激活臀中肌、股外侧肌、长收肌、股二头肌、大收肌、髂胫束、股直肌等肌肉
注意事项	在练习中身体要挺直，并且有节奏感，两眼看向前方
练习要求	共 2 组，每组 20 次

	动作四：原地小碎步
练习方法	双臂弯曲放在身体两侧，身体稍微向前倾，把身体重心放在足弓上。腹部收紧，双腿交替原地点步。双臂自然摆动，过程中保持膝关节微屈，前脚掌点地，保持自然呼吸，鼻吸口呼。保持腰腹收紧，保持膝盖微曲用以缓冲 原地小碎步
练习部位	踝关节、膝关节
练习目的	激活小腿肌群、腘绳肌
注意事项	保持节奏，身体不要来回晃动
练习要求	共 2 组，每组 20 秒

二、动态拉伸的概念

动态拉伸也叫动态伸展，通常作为体能训练前的热身活动，是指有节奏控制的、速度略快的多次重复一个动作的练习方法，这种方法常被用于身体功能训练的准备活动中，是健身中的重要环节。动态拉伸是利用肌肉主动收缩来拉长肌肉，但最后的姿势是不固定的，动态拉伸除了能增加关节活动范围外，还能增强肌肉肌腱弹性，使肌肉与肌腱的性能得到一定程度的改善，从而起到预防运动损伤的作用。再者动态拉伸可以提高即时的力量——爆发力类活动的运动表现。而动态拉伸结合其他热身活动可以进一步提高原地垂直纵跳水平。

系列动作：最伟大的拉伸→四肢行走→抱膝提踵→燕式平衡。

动作一：最伟大的拉伸（进阶动作）
练习方法
第一步：双脚微微分开站立，保持双腿伸直（如果做不到可以屈膝完成），屈髋向前屈体，至双手触地然后双臂依次向前移动，至双臂位于肩部正下方，此时背部挺直，让身体从头到脚呈一条直线。第二步：保持身体稳定，向前提膝抬起一条腿，至同侧手臂外侧落地，然后同侧手臂离地并向外侧打开至最大幅度。第三步：动作顶点稍停后，旋转双肩向内收，同时手臂向身体下方绕过至动作顶点稍停后再次向外侧打开至动作最大幅度。第四步：在第三步的基础上收回手臂，然后屈肘并向下压，使手肘尽可能靠近地面并在自己能力范围内上下弹动。第五步：完成第四步以后，活动手臂还原手落地，至双手触地状态，然后在跨步的基础上，臀部向后上方移动，尽量使双腿伸直。第六步：完成第五步以后，重心向下，使前侧腿还原至弓步状态保持身体稳定，双手离地，上半身向上挺起，双臂向上举起。第七步：完成第六步以后，上肢前移，双手落地使双臂位于肩部正下方，支撑身体前侧腿向后伸直，至直臂支撑状态然后换另一侧，完成整个动作。最伟大的拉伸如图 3-2-4 所示

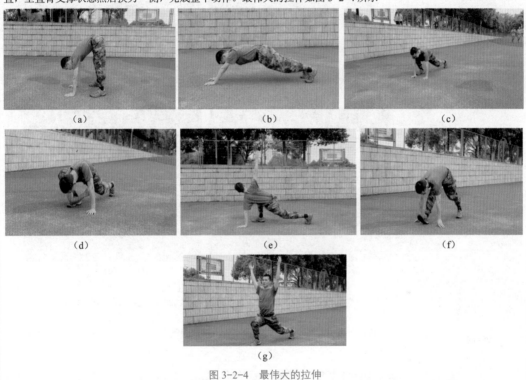

图 3-2-4　最伟大的拉伸

（a）最伟大的拉伸一；（b）最伟大的拉伸二；（c）最伟大的拉伸三；（d）最伟大的拉伸四；（e）最伟大的拉伸五；
（f）最伟大的拉伸六；（g）最伟大的拉伸七

练习目的	一个牵拉伸展动作，可以锻炼到全身多处肌肉群，增加髋关节、大腿后侧肌群、腰部、躯干、腹股沟、屈髋肌及股四头肌的柔韧性
注意事项	一是避免膝关节过度向前推，在动作进行过程应保证膝盖在脚尖范围内；二是避免上半身过度向前倾，保持背部挺直，把髋关节和髂腰关节推出去；三是要规律地呼吸，拉伸时配合动作进行规律地吸气、呼气，不可憋气，用心感受肌肉部位随动作进行而产生的牵拉炙热感
训练要求	左右各交换进行一组
	 最伟大的拉伸

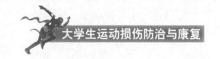

	动作二：四肢行走
练习方法	以俯卧撑姿势开始，臀部下降，上体向后伸展保持 1 秒，以牵拉腹部，然后臀部抬起双臂伸直下压保持 1 秒，以牵拉后背及肩部肌肉。双手保持不动，双脚向手的方向尽可能靠近，同时保持腿的伸直，进一步牵拉大腿后侧肌群和肩背部。做这个练习时，步幅要小，膝关节不能弯曲。以这个姿势为基础，双手向前爬行，双脚原地不动，直到恢复至臀部下降牵拉腹部的俯卧撑姿势，如图 3-2-5 所示 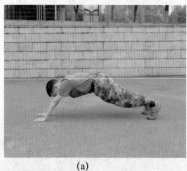 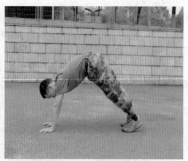 　　　　　　(a)　　　　　　　　　　　　　(b) 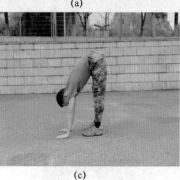 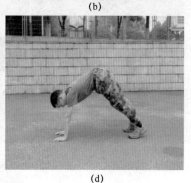 　　　　　　(c)　　　　　　　　　　　　　(d) 图 3-2-5　四肢行走 （a）四肢行走一；（b）四肢行走二；（c）四肢行走三；（d）四肢行走四
练习部位	腘绳肌、臀大肌、腰背肌、肩胛稳定肌，以及前侧大腿股四头肌、腰腹肌、小腿腓肠肌等肌肉
练习目的	该动作是全身热身、牵拉练习最好的形式之一，难度较大，可以很好地改善踝关节、髋关节、腰椎和肩胛骨部位的活动度，有效牵拉身体后侧的腘绳肌、臀大肌、腰背肌、肩胛稳定肌，以及前侧大腿股四头肌、腰腹肌、小腿腓肠肌等肌肉
注意事项	在四肢爬行时保持腿部直立行走，要用脚尖搓着地面走
训练要求	每组 1 次，重复 3 组
	 四肢行走

	动作三：抱膝提踵
练习方法	身体呈站立姿势，左腿提膝，双手抱住胫骨前侧上半部分，协助将左腿折叠向上向里收，同时右脚提踵，帮助左膝最大限度地向上提，然后左脚落地，右脚照此法做动作，向前行进约 12 步。过程中注意腰腹用力，保持平衡，在右脚提到最高时将左膝顶至最高，如图 3-2-6 所示 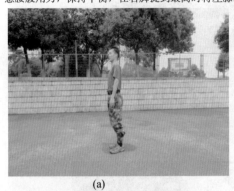 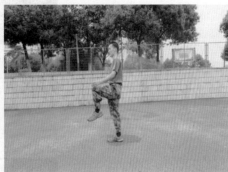 (a)　　　　　　　　　　　(b) 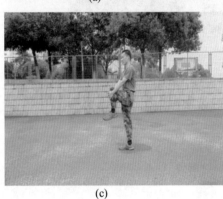 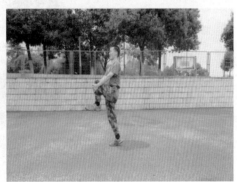 (c)　　　　　　　　　　　(d) 图 3-2-6　抱膝提踵 （a）抱膝提踵一；（b）抱膝提踵二；（c）抱膝提踵三；（d）抱膝提踵四
练习部位	臀部肌群和腘绳肌
练习目的	此动作主要用于臀部肌群和腘绳肌的拉伸，同时增加髋关节灵活性和提高平衡能力
注意事项	在提踵过程中身体保持平衡，用脚尖点地
训练要求	共 3 组，每组 1 次
	 抱膝提踵

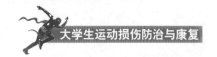

动作四：燕式平衡（反向腘绳肌拉伸）	
练习方法	单腿抱膝后弯腰直至上身与地面平行；背部伸直，两手侧平举做点赞动作；控制重心，右腿或左腿后抬，尽量与背部平行，如图 3-2-7 所示 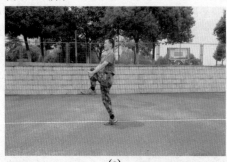 （a） 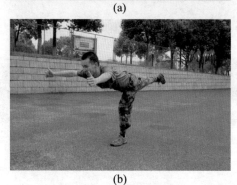 （b） 图 3-2-7　燕式平衡 （a）燕式平衡一；（b）燕式平衡二
练习部位	腘绳肌
练习目的	拉伸腘绳肌，增强身体平衡能力
注意事项	背部及腿部发力时保持身体平衡
训练要求	共 3 组，每组 2 次
	 燕式平衡

三、思考题

动态拉伸一般在什么情况下进行？它的作用是什么？

第三节　躯干支柱力量

一、躯干支柱力量的概念

躯干支柱力量是指人体肩关节、脊柱和髋关节部位的肌肉，以保持身体姿势、提供近端固定和传递上下肢能量为目的所产生的力量。

（1）躯干支柱力量的训练作用：改善身体姿态，提高能量传递效率，改善运动模式，有效预防运动损伤。

（2）躯干支柱力量的训练原则：躯干支柱力量的训练应遵循以下五个原则：优先激活深层肌肉而后发展浅层肌肉力量；优先进行一维练习而后进行多维练习；优先进行稳定练习而后进行非稳定练习；优先进行静力练习而后进行动力练习；优先动员少数关节参与运动而后增加参与运动的关节数。躯干支柱力量作为身体运动功能训练的一个构成部分，后续应加强评估方法的研究，以加快身体运动功能训练体系的科学化进程。

（3）躯干支柱力量的训练模式：肩部训练、脊柱腰椎训练、髋部训练。

二、徒手训练系列动作

俯桥四点支撑→仰卧两头起→平板支撑单手伸→单腿臀桥→侧桥支撑。

动作一：俯桥四点支撑（稳定性练习）	
练习方法	双臂肘撑与地面垂直呈 90 度，双脚直膝并拢，脚尖撑地，腹部、臀部肌肉收紧，躯干保持正直；保持此姿势进行计时，如图 3-3-1 所示 图 3-3-1　俯桥四点支撑
练习部位	腹部、臀部、肩部
练习目的	主要训练腹部、臀部及肩部肌肉
注意事项	注意头部、躯干、踝关节成一条直线
训练要求	3 组，每组 1 分钟

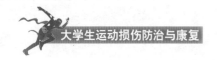

	动作二：仰卧两头起
练习方法	身体仰卧于瑜伽垫，头部略微抬高，双腿水平伸直，但不接触地面，双臂向头上方伸直，身体成水平的一字形。抬起双臂并向前伸出，肩部也随之离开地面，同时双腿向上抬起，双手触摸小腿。在最高点稍停片刻，然后向下还原到起始姿势。呼气时坐起，吸气时还原，如图 3-3-2 所示 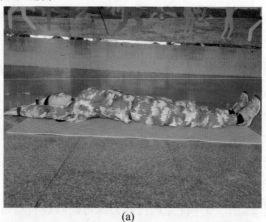 (a) 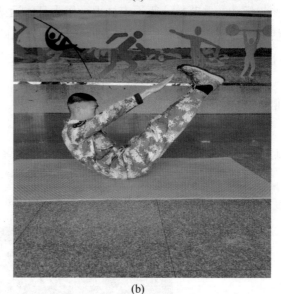 (b) 图 3-3-2　仰卧两头起 （a）仰卧两头起一；（b）仰卧两头起二
练习部位	股直肌、腹直肌
练习目的	锻炼股直肌、腹直肌肌肉
注意事项	不屈膝，直腿。不要依靠惯性迅速完成动作，而是腹部来慢节奏地有效控制完成动作，效果最好。还可通过双脚夹哑铃负重来做，增加难度
训练要求	训练 3～4 组，每组 15～20 次

	动作三：平板支撑单手伸（稳定性练习）
练习方法	俯卧，两手撑地，脚尖点地；两脚分开，膝关节绷直；背部保持紧张，控制重心稳定，单手前伸；俯卧，单手直臂撑地，另一只手前平举，两腿伸直，脚尖触地，背伸直。两侧交替进行，如图 3-3-3 所示 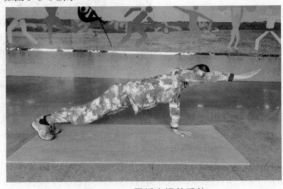 图 3-3-3　平板支撑单手伸
练习部位	斜方肌、三角肌、竖脊肌、臀大肌
练习目的	锻炼斜方肌、三角肌、竖脊肌、臀大肌等肌肉
注意事项	腿部保持稳定，腰腹部控制身体平衡
训练要求	训练 3 ~ 4 组，每组 90 秒

	动作四：单腿臀桥（稳定性练习）
练习方法	1. 平躺在瑜伽垫上，双腿弯曲，双脚放在地上。然后抬起一条腿并伸直，这是动作的起始位置。2. 用脚部发力，挺直臀部，使其离开地面。3. 将臀部挺到尽可能高的位置后，稍做停留，然后慢慢将臀部放回起始位置。4. 以上是一次完整动作，重复动作至推荐次数，然后换另一条腿继续，如图 3-3-4 所示 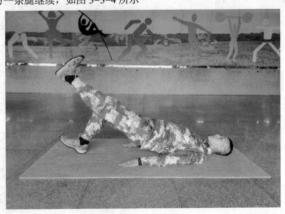 图 3-3-4　单腿臀桥
练习部位	臀部肌群
练习目的	单腿臀桥练习可以提升下肢和臀部肌群的力量和爆发力
注意事项	避免将臀部推得太高，因为这通常会增加腰背部的过度伸展（弓形）。紧绷你的核心肌有助于避免腰背部过度弓起
训练要求	共 4 组，每组 90 秒，组间休息 30 秒

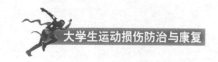

动作五：侧桥支撑（稳定性练习）	
练习方法	身体呈侧卧姿，单臂肘撑与地面垂直呈 90 度，双脚直膝并拢，另一侧手臂垂直上举；保持此姿势进行计时，两侧交替进行练习。如图 3-3-5 所示 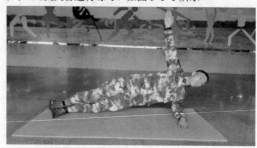 图 3-3-5　侧桥支撑
练习部位	腹外斜肌、臀肌、肩部肌肉
练习目的	主要训练腹外斜肌、臀肌及肩部肌肉
注意事项	把核心肌肉收紧、脊柱挺直，注意力集中在侧腹部，保持身体稳定
训练要求	共 5 组，每组 60 秒，组间休息 30 秒

三、瑞士球训练系列动作

仰卧直腿夹球起→仰卧两脚拉瑞士球→瑞士球俯卧撑。

动作一：仰卧直腿夹球起（非稳定性练习）	
练习方法	仰卧，两腿并拢伸直，两手置于肩侧保持平衡，两脚夹起瑞士球，直至大腿与地面垂直，如图 3-3-6 所示 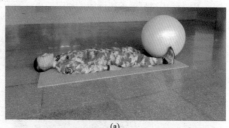 (a) 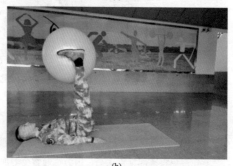 (b) 图 3-3-6　仰卧直腿夹球起 （a）仰卧直腿夹球起一；（b）仰卧直腿夹球起二

动作一：仰卧直腿夹球起（非稳定性练习）	
练习部位	腹直肌下部、腹内斜肌、腹外斜肌、髂腰肌
练习目的	锻炼腹直肌下部、腹内斜肌、腹外斜肌、髂腰肌等肌肉
注意事项	腹部紧张，保持固定，眼睛看正上方，头不动
训练要求	共 4 组，每组 15 ～ 20 次

动作二：仰卧两脚拉瑞士球（非稳定性练习）	
练习方法	仰卧，两腿置于瑞士球上，两手放松置于体侧，两腿弯曲拉球，提臀，使大腿与背部成一条直线，如图 3-3-7 所示 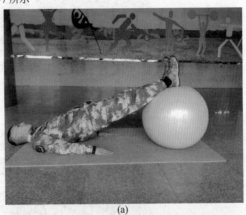 (a) 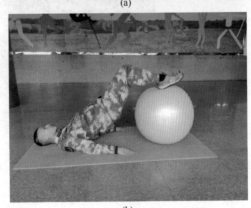 (b) 图 3-3-7　仰卧两脚拉瑞士球 （a）仰卧两脚拉瑞士球一；（b）仰卧两脚拉瑞士球二
练习部位	上肢肌群、核心肌群、下肢肌群
练习目的	锻炼三角肌、背阔肌、竖脊肌、臀中肌、臀大肌、腹直肌、股二头肌、股直肌、髂腰肌
注意事项	肩部控制重心，稳定腰部，提臀，使大腿与背部成一条直线
训练要求	共 4 组，每组 12 ～ 15 次

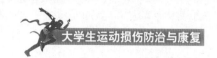
动作三：瑞士球俯卧撑（非稳定性练习）	
练习方法	以俯卧撑姿势双手放于瑞士球上，双脚支撑于地面，后脚跟离地。手臂与身体成90度夹角；脊柱保持正常位置，该动作为起始动作。俯卧撑过程中保持身体姿态并控制身体核心区域稳定，保持脊柱正常中立位不出现塌腰或弓腰等；保持均匀的呼吸，不要憋气。如果要进一步加强动作难度，可以采用单手支撑、双手撑着两个篮球等手段与地面平行，如图3-3-8所示 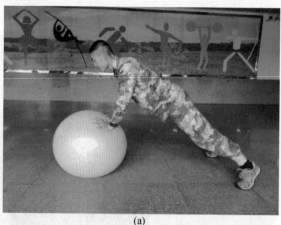 (a) 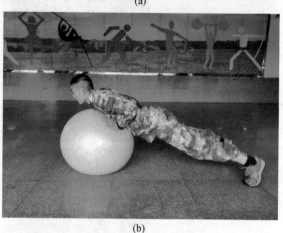 (b) 图3-3-8　瑞士球俯卧撑 （a）瑞士球俯卧撑一；（b）瑞士球俯卧撑二
练习部位	上肢肌群、核心肌群
练习目的	发展腹部、臀部、肩部、躯干、胸部及手臂肌群肌肉
注意事项	在练习过程中尽量保持腹部收紧，头部必须跟身体成一直线，双眼不要看球，因为颈部一旦弯曲就可能拉伤，或者失去身体平衡
训练要求	每周2次，每次4组，每组20次

四、思考题

躯干支柱力量练习中稳定性练习与非稳定性练习内容分别为什么？

第四节　软组织再生训练

一、软组织再生的概念

软组织再生指运用泡沫轴、按摩棒、扳机点工具包、双球（又叫"花生"）等工具对筋膜、肌腱和韧带等软组织进行梳理，有效地缓解肌肉紧张的不适感和疼痛的一种放松方式。

软组织再生作用：通过软组织放松，可有效提高人体内组织细胞的可塑性和关节活动幅度，降低组织纤维的粘连及主动和被动关节的僵硬度，此外，还可降低神经肌肉的兴奋性，减轻疼痛。

身体功能训练中的软组织放松包括两大部分：训练前的软组织唤醒，激活和训练后的梳理、放松。软组织放松根据所使用的不同器材，分为泡沫轴放松、按摩棒放松、扳机点放松。

筋膜：广义的筋膜指人体运动系统皮肤以下骨骼之外的肌肉、韧带、肌腱、滑膜、脂肪、关节囊以及周围的神经、血管筋膜。分为浅层筋膜、中层筋膜和深层筋膜三种。

二、泡沫轴放松方法

放松练习一：小腿前肌肉群	
练习方法	上体保持直立，侧支撑，上侧腿弯曲位于下侧小腿上方（增大压力），泡沫轴位于下方小腿前外侧，使泡沫轴在膝关节与踝关节之间缓缓滚动，如图 3-4-1 所示 图 3-4-1　小腿前肌肉群
放松部位	小腿前肌肉群
动作重点	要注意腰腹保持紧张，保持规律呼吸
注意事项	完成过程中，上身保持直立，膝关节伸直
易犯错误	核心区没有收紧，完成过程中憋气
适用范围	针对军事体能训练前肌肉唤醒与激活，或在耐力训练、下肢力量训练、速度耐力训练后小腿前肌群产生酸、胀痛现象时进行放松
练习要求	左右腿 30 秒交替进行，共 4 组

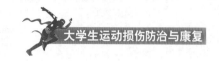

放松练习二：小腿后肌肉群	
练习方法	身体保持直立，双腿伸直坐于地面，泡沫轴位于小腿后侧，使泡沫轴在膝关节与踝关节之间缓缓滚动，如图 3-4-2 所示 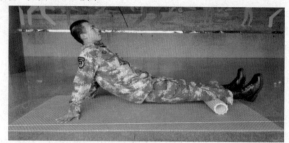 图 3-4-2　小腿后肌肉群
放松部位	小腿后肌肉群
动作重点	要注意腰腹保持紧张，上体直立保持规律呼吸
注意事项	完成过程中，上身保持直立，膝关节伸直
易犯错误	在完成过程中憋气，没有从肌肉的一端到另一端全程放松
适用范围	针对军事体能训练前肌肉唤醒与激活，或在耐力训练、下肢力量训练、速耐训练小腿后肌群产生酸、胀痛、无力现象时进行放松
练习要求	左右腿 30 秒交替进行，共 4 组

放松练习三：大腿后肌肉群	
练习方法	上体保持直立，双手撑于地面，双腿伸直，泡沫轴位于大腿后侧，使泡沫轴在臀部及膝关节之间缓缓滚动，如图 3-4-3 所示 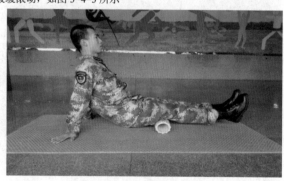 图 3-4-3　大腿后肌肉群
放松部位	大腿后肌肉群
动作重点	要注意腰腹保持紧张，保持规律呼吸
注意事项	完成过程中，上身保持直立，膝关节伸直
易犯错误	核心区没有收紧，完成过程中憋气
适用范围	针对军事体能训练前大腿后肌肉群唤醒与激活，杠铃深蹲、深蹲跳、蛙跳、跑步练习后大腿后肌群产生酸、胀痛现象进行处理与髂胫束摩擦综合征的治疗
练习要求	左右腿 30 秒交替进行，共 4 组

放松练习四：大腿外侧肌肉群	
练习方法	身体保持正直，单肘侧撑于地面，双腿伸直，泡沫轴位于大腿外侧。使泡沫轴在臀部及膝关节之间缓缓滚动，如图 3-4-4 所示 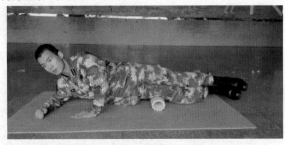 图 3-4-4　大腿外侧肌肉群
放松部位	大腿外侧肌肉群
动作重点	要注意腰腹保持紧张，保持规律呼吸
注意事项	完成过程中，上身保持直立，膝关节伸直
易犯错误	核心区没有收紧，完成过程中憋气
适用范围	针对军事体能训练前大腿后肌肉群唤醒与激活，杠铃深蹲、深蹲跳、弓箭步跳跃、跑步练习后大腿外侧肌肉群产生酸、胀痛现象进行处理与髂胫束摩擦综合征的治疗
练习要求	左右腿 30 秒交替进行，共 4 组

放松练习五：大腿内侧肌肉群	
练习方法	双肘俯卧撑于地面，骨盆微微旋转，使泡沫轴在髋关节至膝关节之间缓缓滚动，如图 3-4-5 所示 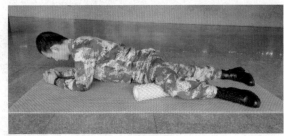 图 3-4-5　大腿内侧肌肉群
放松部位	大腿内侧肌肉群
动作重点	要注意腰腹保持紧张，保持规律呼吸
注意事项	完成过程中，一侧膝关节伸直，泡沫轴位于较高的大腿内侧下方成垂直位，目标侧膝关节弯曲
易犯错误	核心区没有收紧，完成过程中憋气
适用范围	针对军事体能训练前大腿后肌肉群唤醒与激活，体能训练中的杠铃深蹲、深蹲跳、蛙跳，跑步练习后大腿后肌肉群产生酸、胀痛和无力现象进行处理与髂胫束摩擦综合征的治疗
练习要求	左右腿 30 秒交替进行，共 4 组

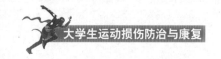
放松练习六：腰部肌肉	
练习方法	双手仰卧撑于地面，双膝微屈，泡沫轴位于腰椎下方，使泡沫轴在下背部缓缓滚动，如图3-4-6所示 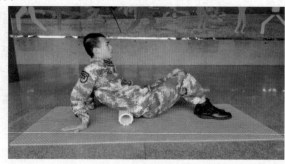 图3-4-6　腰部肌肉
放松部位	腰部肌肉
动作重点	整个运动过程中保持核心部位收紧，膝关节弯曲。在疼痛部位要停留20～30秒，疼痛度下降至中等程度后再循环进行
注意事项	要注意腰腹保持紧张，保持规律呼吸
易犯错误	核心区没有收紧，完成过程中憋气
适用范围	核心力量训练后进行腰部肌肉的放松
练习要求	共4组，每组40秒

放松练习七：背部肌群	
练习方法	仰卧双手置于脑后，双膝微屈，泡沫轴平行位于后背部，使泡沫轴在背部自上而下缓缓滚动，如图3-4-7所示 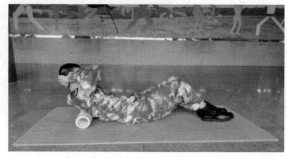 图3-4-7　背部肌群
放松部位	背部肌群
动作重点	要注意腰腹保持紧张，保持规律呼吸，在疼痛部位要停留20～30秒，疼痛度下降至中等程度后再循环进行
注意事项	整个运动过程中保持核心部位收紧，膝关节弯曲
易犯错误	核心区没有收紧，完成过程中憋气
适用范围	上肢力量训练、自由器械练习、固定器械练习后对背部肌群进行放松
练习要求	共4组，每组40秒

	放松练习八：臀部肌群
练习方法	双手支撑于地面，坐于泡沫轴上，抬起一侧腿使该侧脚腕搭于另一侧腿上，身体向该侧略微转动，在该处臀肌附近来回滚动，如图 3-4-8 所示 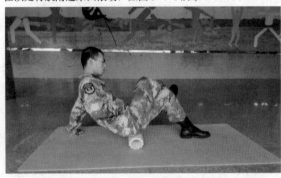 图 3-4-8　臀部肌群
放松部位	臀部肌群
动作重点	要注意腰腹保持紧张，保持规律呼吸，在疼痛部位要停留 20～30 秒，疼痛度下降至中等程度后再循环进行
注意事项	放松哪一侧臀部肌肉，就抬起哪一侧腿
易犯错误	完成过程中憋气，上身不能保持正直，有扭转。核心区没有收紧
适用范围	跳跃练习、核心力量训练、徒手训练、自由器械练习、固定器械练习后进行放松
练习要求	共 4 组，每组 40 秒

	放松练习九：上臂肌肉
练习方法	俯卧跪姿，将泡沫轴竖放在上臂肌肉外侧，单手向上打开，掌心向上，身体缓慢向下，使泡沫轴在肘与肩之间滚压，如图 3-4-9 所示 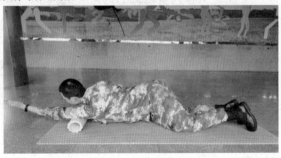 图 3-4-9　上臂肌肉
放松部位	上臂肌肉
动作重点	要注意腰腹保持紧张，保持规律呼吸
注意事项	上臂随着来回滚动慢慢外旋和内旋
易犯错误	完成过程中憋气，上身不能保持正直，有扭转。核心区没有收紧
适用范围	上肢力量训练、自由器械练习、固定器械练习后进行放松
练习要求	共 4 组，每组 40 秒

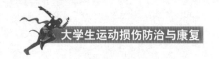

三、按摩棒放松方法

1．小腿后群肌肉练习

练习方法：坐于地面，手持按摩棒（图 3-4-10）在小腿后群来回滚动。

动作要领：屈膝，小腿放松，双手持按摩棒，从踝关节到腘窝进行放松。

教学重点：要从肌肉一端到另一端来回放松，在小腿内侧和外侧也要进行按摩放松。

易犯错误：完成过程中憋气，在肌肉中间某一位置来回按摩。

适用范围：在下肢力量、速度、速度耐力练习前热身和训练后放松运用。

2．大腿后群肌肉练习

练习方法：坐于地面，手持按摩棒在大腿后群来回滚动。

动作要领：屈膝放松，双手持按摩棒，对大腿后群进行放松。

教学重点：要注意从肌肉一端到另一端来回放松。膝关节不要伸直。

易犯错误：完成过程中憋气，在肌肉中间某一位置来回按摩。

适用范围：在下肢力量、速度、速度耐力练习前热身和训练后放松运用。

3．大腿内侧肌肉练习

练习方法：坐于地面，手持按摩棒在大腿内侧来回滚动。

动作要领：屈膝放松，双手持按摩棒，对大腿内侧进行放松。

教学重点：要注意从膝关节内侧肌肉一端到另一端来回放松。膝关节放松。

易犯错误：在肌肉中间某一位置来回按摩。膝关节过于紧张伸直。

适用范围：在下肢力量、速度、速度耐力练习前热身和训练后放松运用。

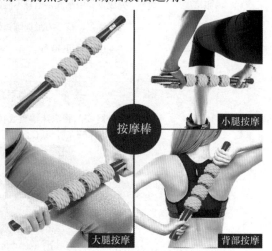

图 3-4-10　按摩棒按摩

四、扳机点工具

扳机点工具概念（身体肌肉筋膜中的痛点、触发点），如图 3-4-11 所示。

放松目的：通过放松目标肌群相邻的肌肉或筋膜达到放松效果，能够针对特定肌群或部位进行松解。

使用技巧：在激活与放松过程中找到酸痛的点并加压，消除肌肉中打结的现象并恢复肌肉原有的功能（长度、弹性、收缩力）。在酸痛点上持续按压 30 ～ 90 秒，保持姿势，直至酸痛感开始缓解。

　　注意事项：在放松过程中，开始可能会有强烈的疼痛感，在找到痛点位置后，在该位置应该逐渐对其增加压力，不要突然加压，以免产生刺痛或损伤肌组织。

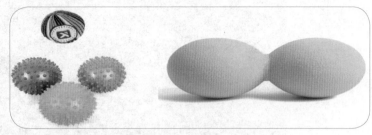

图 3-4-11　扳机点工具

五、按摩球放松方法

放松练习一：足底按摩球放松	
练习方法	站立位，将扳机球放在足底来回滚动。如图 3-4-12 所示 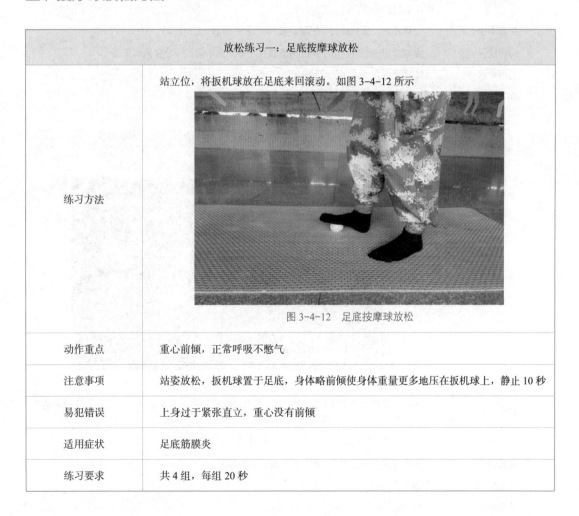 图 3-4-12　足底按摩球放松
动作重点	重心前倾，正常呼吸不憋气
注意事项	站姿放松，扳机球置于足底，身体略前倾使身体重量更多地压在扳机球上，静止 10 秒
易犯错误	上身过于紧张直立，重心没有前倾
适用症状	足底筋膜炎
练习要求	共 4 组，每组 20 秒

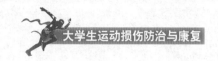

放松练习二：小腿跟腱肌肉按摩球放松	
练习方法	坐于地面，将扳机球置于小腿跟腱处，如图 3-4-13 所示 图 3-4-13　小腿跟腱肌肉按摩球放松
动作重点	坐在地面上，身体放松。扳机球置于单腿跟腱处，通过加搭另外一条腿增加练习强度。从跟腱处由下而上进行按压
注意事项	上体直立，扳机球置于单腿跟腱处，静置 10 秒
易犯错误	完成过程中憋气，从上至下或直接在小腿肌肉中间某一位置来回按摩
适用症状	跟腱炎
练习要求	共 4 组，每组 15 秒

放松练习三：膝关节内侧按摩球放松	
练习方法	俯卧双手撑于地面，将扳机球置于膝关节内侧处，如图 3-4-14 所示 图 3-4-14　膝关节内侧按摩球放松
动作重点	俯卧双手撑于地面上，身体放松。将扳机球置于膝关节内侧处，通过骨盆转动带动大腿，使扳机球在膝关节内侧处滚动
注意事项	上体不动，扳机球在单腿膝关节内侧静置 10 秒后轻微滚动
易犯错误	完成过程中没有正常呼吸，扳机球滚动范围过大
适用症状	膝关节损伤
练习要求	共 4 组，每组 30 秒

六、思考题

软组织再生的放松工具有哪些？

第五节 静态拉伸与 PNF 拉伸

一、拉伸的概念

柔韧性是身体健康的重要组成部分，它是指身体各个关节的活动幅度及跨过关节的韧带、肌腱、肌肉、皮肤的其他组织的弹性伸展能力。经常做伸展练习可以保持肌腱、肌肉及韧带等软组织的弹性。柔韧性得到充分发展后，人体关节的活动范围将明显加大，关节灵活性也将增强。这样做动作更加协调、准确、优美，同时在体育活动和日常生活中可以减少由于动作幅度加大、扭转过猛而产生的关节、肌肉等软组织的损伤，拉伸是提高身体柔韧性不可或缺的练习方法与手段，根据发力方式可分为主动拉伸、被动拉伸、辅助拉伸；根据动作特征可分为动态拉伸与静态拉伸，以及类似于静态拉伸方法又不是静态拉伸的本体感觉神经肌肉性促进法拉伸（Proprioceptive Neuromuscular Facilitation stretch，PNF）。在拉伸部分中我们将介绍静态拉伸与 PNF 拉伸这两种练习方法。

二、拉伸的功能

（1）充分地拉伸身体，促进肌肉韧带充分地舒展，美化肌肉线条，提高自信。

（2）充分地拉伸，缓解劳损，促进乳酸排出，促进肌肉韧带修复。

（3）充分地拉伸，减少肌肉粘连，增加身体柔韧性。

（4）拉伸运动，疏通人体经络。

（5）运动之前拉伸，身体充分适应，减少运动损伤，提升运动效果。

三、静态拉伸

静态肌肉拉伸是安全有效的肌肉基础拉伸活动，能有效地降低损伤风险。对于提高肌肉全面的灵活性，主要针对运动时需要的大肌肉群进行拉伸，这个部分的活动需要耗时5 ～ 10 分钟。静态肌肉拉伸是将肌肉放置于紧张的状态，持续一段时间。主动与被动的

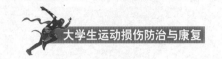

肌肉群经过拉伸后获得放松，缓慢谨慎地调动身体肌肉群的紧张度，目的是让肌肉与肌腱的长度被拉长。这个部分是非常重要的，这种方法会使关节活动范围增加，是预防肌肉与肌腱损伤的重要措施。

四、PNF

PNF 一般译为本体感觉神经肌肉促进疗法，PNF 技术是以人体发育学和神经生理学原理为基础，根据人类在正常状态下的日常生活功能活动中常见的动作模式创立的。它强调多关节、多肌群参与的整体运动而不是单一肌肉的活动，增强了关节的运动性、稳定性、控制能力及如何完成一套复合动作的技巧，同时利用了运动感觉、姿势感觉等刺激增强有关神经肌肉反应和促进相应肌肉收缩的锻炼方法；其特征是肢体和躯干的对角线和螺旋形主动、被动、抗阻力运动，并主张通过手的接触、语言口令及视觉引导来影响运动模式。它的治疗原则是按照正常的运动发展顺序，运用适当的感觉信息刺激本体感受器，使某些特定的运动模式中的肌群发生收缩，促进功能性运动产生。

（1）PNF 具体应用：PNF 是促进技术中应用最广泛的一种，特别适用肌肉障碍和身体控制能力较差及关节障碍的患者。应针对患者存在的主要问题，选择最适应的技术，以便患者能达到最佳的康复效果。

（2）PNF 主要作用：减轻疼痛和疲劳、增强肌力、增强柔韧性、提高协调和控制的能力、提高稳定和平衡的能力及增强耐力。

（3）PNF 三种技术类型：静力—放松；收缩—放松；静力—放松加主动肌收缩。

耐力训练后拉伸的重要性：

（1）拉伸运动最大限度地避免运动损伤，同时促进运动时肌肉内产生的乳酸快速排泄掉，减轻其对肌肉的酸性刺激，缓解肌肉酸痛。

（2）提高健身的效果，拉伸肌肉外膜，促进肌肉围度的增加。

（3）拉伸运动提高身体柔韧性，增加肌肉运动幅度，使健身动作更加标准。同时系统的伸展训练能拉长肌肉和肌腱，改善身体线条，增加柔韧性和协调性。

（4）有利于身体放松，促进血液循环，为目标肌肉提供营养。并且可以放松运动后紧张的肌肉，防止肌肉僵硬和血液淤积。

五、静态拉伸练习

静态拉伸练习一：坐姿臀部拉伸	
练习方法	坐姿，一腿伸直在后，另一腿屈膝在身前，双手扶地保持身体、骨盆正对前方，尽可能下压臀部后侧，大腿前侧贴近地面，如图 3-5-1 所示 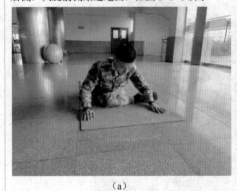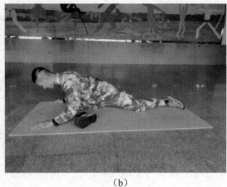<div align="center">（a）　　　　　　　　　　　　　　（b）</div><div align="center">图 3-5-1　坐姿臀部拉伸</div><div align="center">（a）坐姿臀部拉伸一；（b）坐姿臀部拉伸二</div>
注意事项	身体重心不要太靠前，呼吸均匀
适用范围	自由器械臀大肌练习后、耐力训练后进行拉伸
练习要求	共 2 组，每组 20 ～ 30 秒，换边

静态拉伸练习二：仰卧臀部拉伸	
练习方法	身体平躺，下背部紧贴地面，一腿屈膝置于另一腿的大腿上，双手抱住后方腿向前拉伸，如图 3-5-2 所示 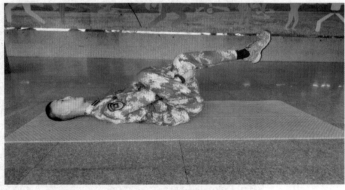<div align="center">图 3-5-2　仰卧臀部拉伸</div>
注意事项	左右腿交叉位置一定要准确
适用范围	自由器械臀大肌练习后，耐力训练后进行拉伸
练习要求	共 2 组，每组 20 ～ 30 秒，换边

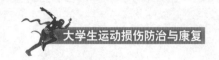
	静态拉伸练习三：站姿大腿前侧拉伸
练习方法	保持站立，一手扶住固定物保持身体平衡，一手抓住一只脚向后抬起，使脚尽可能举高，如图 3-5-3 所示 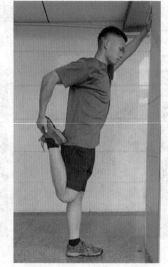 图 3-5-3　站姿大腿前侧拉伸
注意事项	在站立时身体挺直，脚后跟要贴紧臀部
适用范围	耐力训练，速度耐力训练后进行大腿股四头肌的拉伸
练习要求	共 2 组，每组 20～30 秒，换边

	静态拉伸练习四：跪姿大腿前侧拉伸
练习方法	单腿跪地，一条腿屈膝在前，另一腿膝盖着地双手置于前侧大腿，向身体前倾斜，拉伸后侧大腿，注意前侧腿膝盖与脚尖方向一致，如图 3-5-4 所示 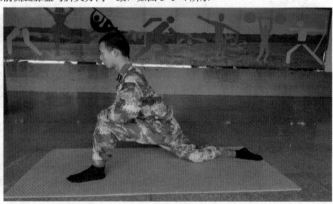 图 3-5-4　跪姿大腿前侧拉伸
注意事项	一定要成弓箭步姿势，膝关节要向前压
适用范围	耐力训练，速度耐力训练后进行大腿股四头肌的拉伸
练习要求	共 2 组，每组 20～30 秒，换边

	静态拉伸练习五：靠墙小腿拉伸
练习方法	面向墙壁，屈肘扶墙一脚前脚掌踩墙高度为 5 ~ 10 厘米，同时另一侧膝盖伸直，身体重心向前靠，感受右小腿后侧的牵拉感。如图 3-5-5 所示 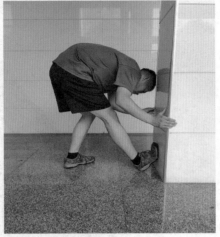 图 3-5-5　靠墙小腿拉伸
注意事项	身体重心要下压至最低处
适用范围	耐力训练，速度耐力、下肢力量训练后进行小腿后侧的拉伸
练习要求	共 2 组，每组 20 ~ 30 秒，换边

	静态拉伸练习六：俯身小腿拉伸
练习方法	一条腿向前迈出一小步伸直勾脚尖，另一腿屈膝踩地屈髋俯身，单手向下握住脚背，如图 3-5-6 所示 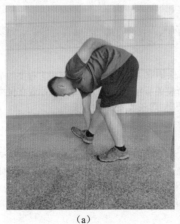 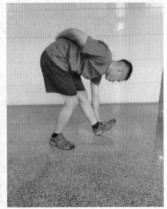 （a）　　　　　　　　　　　　　　　（b） 图 3-5-6　俯身小腿拉伸 （a）俯身小腿拉伸一；（b）俯身小腿拉伸二
注意事项	身体重心要下压至最低处，直到小腿有牵拉感
适用范围	耐力训练，速度耐力、下肢力量训练后进行小腿后侧的拉伸
练习要求	共 2 组，每组 20 ~ 30 秒，换边

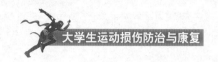
	静态拉伸练习七：靠墙小腿肌肉和跟腱韧带（腓肠肌）拉伸
练习方法	双手支撑在树上、墙上或者杆上，一只脚尽可能远地向后移，此时脚后跟与地面平贴，脚尖朝前，身体保持直立。最重要的是要避免跟腱韧带拉伤，如图 3-5-7 所示 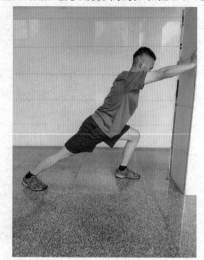 图 3-5-7　靠墙小腿肌肉和跟腱韧带（腓肠肌）拉伸
注意事项	推墙壁时后腿伸直，前腿膝关节尽量向前压
适用范围	耐力训练、速度耐力、下肢力量训练后进行小腿腓肠肌的拉伸
练习要求	共 2 组，每组 20～30 秒，换边

六、PNF 拉伸练习

下面介绍几种 PNF 拉伸方法。

	PNF 拉伸练习步骤：以腘绳肌、小腿腓肠肌为例
操作 方法	静力—放松 1. 进行被动静力式拉伸，保持 10 秒，使被牵拉者有中等程度的牵拉感； 2. 牵拉者施加使被牵拉者髋关节屈的阻力，这时被牵拉者在保持腿位置不变的同时，尽可能对抗其施加的外力，保持腘绳肌等长收缩 6 秒； 3. 被拉伸者腿部放松，继续进行被动静力式拉伸，保持 30 秒。 收缩—放松 1. 进行被动静力式拉伸，保持 10 秒，使被牵拉者有中等程度的牵拉感； 2. 牵拉者施加使被牵拉者髋关节屈的外力，这时被牵拉者用力伸髋，尽可能大于其施加的外力，腘绳肌、小腿腓肠肌进行全范围的向心收缩，并重复动作至规定次数（一般为 6～10 次）； 3. 被拉伸者腿部放松后，继续进行被动静力式拉伸，保持 30 秒。 静力—放松加主动肌收缩 1. 进行被动静力式拉伸，保持 10 秒，使被拉伸者有中等程度的牵拉感； 2. 牵拉者施加使被牵拉者髋关节屈的外力，这时被牵拉者在保持腿位置不变的同时，尽可能对抗其施加的外力，保持腘绳肌等长收缩 6 秒； 3. 被拉伸者腿部放松后，在继续进行被动静力式拉伸的同时，股四头肌主动收缩，通过髋关节主动弯屈来增加牵张的力量，使髋关节活动范围进一步增加，保持 30 秒，如图 3-5-8～图 3-5-10 所示

续表

PNF 拉伸练习步骤：以腘绳肌、小腿腓肠肌为例
图片解析

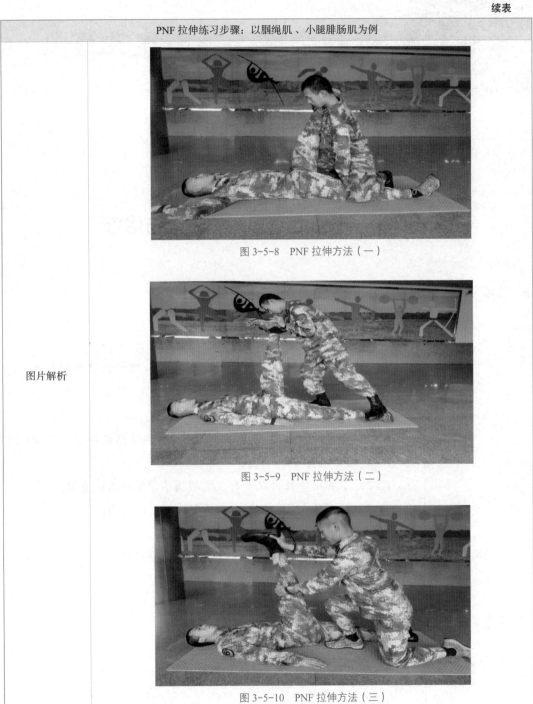

图 3-5-8 PNF 拉伸方法（一）

图 3-5-9 PNF 拉伸方法（二）

图 3-5-10 PNF 拉伸方法（三）

七、思考题

静态拉伸与 PNF 拉伸的区别是什么？

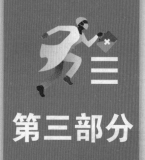

第三部分 运动损伤治疗与急救篇

第四章　常见运动损伤的处理与治疗

【学习目标】

◆知识目标

1. 理解和掌握运动损伤治疗的基础理论知识；

2. 能够充分运用运动生理学、运动心理学、运动解剖学、运动训练学等多学科知识，理论结合实践。

◆能力目标

1. 掌握各种运动损伤的发病机制、预防措施和常见运动损伤的中、西医治疗方法；

2. 了解延伸教材以外关于运动损伤常用的治疗方案；

3. 具有独立获取知识、分析解决问题的能力。

◆素养目标

能进行日常活动能力评估和训练，改善患者日常生活自理能力。

【本章重点】

闭合性软组织运动损伤的处理与治疗

肌肉拉伤与肌肉撕裂的处理与治疗

关节韧带损伤的处理与治疗

疲劳性骨膜炎与膝关节滑膜炎的诊断与治疗

腰椎间盘突出症的治疗

第一节　开放性软组织损伤的处理

一、开放性软组织损伤的概念

开放性软组织损伤是指受伤部位皮肤或黏膜破裂，伤口与外界相通，常有组织液渗出或有血液从创口流出。这类损伤的处理原则是先及时止血然后处理伤口，预防感染。军事体能训练中常见的开放性软组织损伤有擦伤、刺伤和撕裂伤。

1. 擦伤处理

擦伤是机体表面与粗糙的物体相互摩擦引起的皮肤层损害，如跑步时或球类活动时不慎摔倒在跑道上或室外球场上被擦伤。其主要征象为表皮剥脱，有小出血点和组织液渗出；伤口无感染则易干燥结痂，伤口有感染则局部可发生化脓、有分泌物。

处理方法：创口较浅、面积小的擦伤，可用生理盐水洗净创口，创口周围用75%的酒精或碘伏消毒，局部擦以红汞或紫药水，一般无须包扎，让其暴露在空气中，待干后即可，也可覆以无菌纱布。关节附近的擦伤，一般不用暴露疗法，因为干裂易影响关节运动，一旦发生感染，也易波及关节。因此，关节附近的擦伤经消毒处理后，多采用消炎软膏或多种抗菌软膏搽抹，并用无菌敷料覆盖包扎。创口中若有细沙、泥土等异物，要用生理盐水冲洗干净，必要时可用已消毒的软毛刷子将异物刷净，创口可用双氧水、创口周围用75%酒精消毒，然后用凡士林纱条覆盖创口并包扎。若创口较深、污染较重时，应注射破伤风抗毒血清（破伤风抗毒素），并给以抗生素治疗。

2. 撕裂伤处理

在撕裂伤中，以头面部皮肤撕裂伤最为常见，如在短跑测试时由于身体重心不稳向前摔倒时面部着地；篮球等对抗性运动中，眉弓被对方手肘碰撞而引起眉际皮肤撕裂等。

处理原则：使伤口避免感染，帮助止血，使瘢痕外形美观。

处理方法：止血、去除毛发、冲洗、清创。

（1）清创：对污染伤口的处理，冲洗和清创都必不可少，清创更为重要，因为清创可清除永久失活的组织，若失活组织残留会使伤口抗感染能力降低。脂肪、肌肉或皮肤坏死，都能增加机体感染的概率。清除坏死组织时，不应损伤深部组织，保留足够的组织能有利于伤口缝合，而没有过度张力。缝合时尽量与皮肤松弛形成的纹理平行，否则易形成瘢痕。

（2）止血：对伤口进行快速充分的视诊，然后使用纱布垫直接压迫10～15分钟止血，持续出血者，可用1%利多卡因加肾上腺素注射或直接用于伤口处止血。伤口处直接使用外科可吸收明胶海绵止血也可，但要注意，明胶海绵不应该用于感染的伤口和皮肤缝

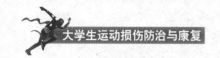

合处，因为其会延迟伤口愈合。对肢体的伤口，可使用止血带加压止血。根据受伤部位和出血量的不同，压迫止血的时间也长短不一。

（3）去除毛发：根据受伤部位情况，选择是否去除毛发，如果毛发影响缝合或缝合打结，则需要理顺并修剪，例如伤在头皮、会阴部等。伤口在眉弓时，应谨慎考虑是否剪掉眉毛或剔除，因为新生眉毛有可能会杂乱无章。

（4）冲洗：是降低伤口感染发生率的重要方法，因为极少的异物或污染物留存在伤口也易引发感染。对血管丰富部位的伤口或感染率低的伤口，可不冲洗。冲洗之前应充分麻醉，对不能配合的患者适当给予镇静。还要考虑冲洗液的种类、容量和压力，同时减少操作者被感染的概率。

二、思考题

撕裂伤的处理方法是什么？

第二节　闭合性软组织损伤的处理与治疗

一、闭合性软组织损伤的概念

闭合性软组织损伤是指局部皮肤或黏膜完整，无创口与外界相通，损伤时的出血积聚在组织内，这种损伤在军事体能训练中最为多见。常见闭合性软组织损伤有挫伤、肌肉拉伤、关节韧带扭伤、膝关节滑膜炎、腱鞘炎等。各种闭合性软组织损伤的病理过程和处理原则有相似之处。

二、闭合性软组织损伤的病理过程

软组织损伤的恢复缓慢，若处理不当，可留下不同程度的功能障碍。为了做到正确处理，对其病理变化和修复过程应有一定了解。这种损伤的病理变化过程，可分为急性和慢性两大类。

1. 急性损伤

急性损伤因一次较大暴力作用所致，发病较急，病程较短，病理变化和临床症状及体征都较明显。当人体某部分受到一次较大暴力作用后，局部组织细胞遭到破坏，发生组织撕裂或断裂，组织内的小血管也因此破裂、出血，出现组织内血肿。出血停止后，即出现反应性炎症。此时，坏死组织被蛋白溶解酶分解，其分解产物使局部小血管扩张、充血，血管壁的通透性增高。因此，血液中的液体、蛋白质和白细胞等，透过血管壁形成渗出液。同时，伤后淋巴管发生损伤性阻塞，淋巴循环发生障碍，渗出液不能由淋巴管及时运走。因此，局部除了血肿外，还形成水肿，这种肿胀产生压迫和牵扯性刺激，使局部疼痛进一步加剧，反映在外表上，则出现损伤早期的局部红、肿、热、痛及功能障碍等一系列急性炎症的症状。

伤后 4～6 小时，血肿和渗出开始凝结，形成凝块。伤后 24 小时左右，创口周围开始形成主要由新生的毛细血管和成纤维细胞所组成的肉芽组织。肉芽组织逐渐地伸入凝块并开始将其吸收。同时，渗出的白细胞逐渐将坏死组织清除，邻近健康细胞发生分裂，产生新的细胞和组织以代替那些缺损的细胞和组织，使受到破坏的组织得以逐渐修复。

损伤组织的愈合是通过组织再生来实现的，再生的组织在结构和功能上都与原来的组织完全相同，称为完全再生。若缺损的组织不能完全由结构和功能相同的组织来修补，而由肉芽组织代替，最后形成瘢痕，则称不完全再生或称瘢痕修复。

损伤组织能否完全再生，首先取决于组织本身再生能力的强弱和损伤的严重程度。人体内各种组织的再生能力差异较大，如结缔组织、小血管及骨的再生能力较强，软骨的再生能力最差。此外，组织再生能力的强弱，与伤员的全身或局部血液供应有关，全身或局部血液供应比较好，则组织再生能力较强；反之，则再生能力较差。

治疗过程中采用各种合理的治疗措施，以改善伤员的全身和局部状况，可以提高损伤组织的再生能力，有利于组织的完全再生，减少粘连与瘢痕的形成。如果伤后处理不当，血肿和渗出液不能迅速地吸收，则可能发生粘连或瘢痕形成过多，不仅破坏原组织的功能，而且可产生瘢痕收缩，引起不同程度的功能障碍，轻者出现酸胀麻痛或无力等后遗症状，重者则出现关节僵硬、运动功能明显受限等问题。

2. 慢性损伤

急性损伤处理不当会转变为慢性损伤，或因局部长期负荷过度引起组织劳损，即慢性损伤由微细的小损伤逐渐积累而成。劳损发病缓慢，症状渐起，其病理变化过程大体上可分为早期、中期和晚期三个阶段。

（1）早期。由于局部长期负荷过度，引起神经调节功能障碍，组织内部合成与分解失去平衡，但在组织形态上尚无明显空化。在此期间的伤员多无不良感觉，或仅局部有酸胀感，因而常被忽视，若能及时改进教学训练方法或改善局部状况，损伤可以很快康复。

（2）中期。组织长时间遭到破坏，组织细胞营养失调，发生变性和增生。此期伤员有局部酸胀、疼痛，但准备活动后症状常可消失，运动结束后症状又出现。体格检查时，可发现伤部组织弹性较差，有硬结或发硬、变厚等。

（3）晚期。局部小血管发生类脂样变化，管腔变窄，影响血液循环，造成局部缺血。若血管损害较重或产生血栓，血流被阻断，可引起局部组织坏死。此期伤员的疼痛加重，局部温度下降，有发凉感。

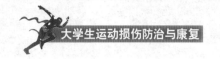

三、闭合性软组织损伤的处理原则

1. 急性损伤

（1）早期。早期是指伤后 48 小时内。此期病理变化的主要特点是组织撕裂或断裂后出现血肿和水肿，发生反应性炎症。临床上表现为损伤局部的红、肿、热、痛和功能障碍。因此，该期的处理原则是制动、止血、消肿、镇痛及减轻炎症。处理方法可根据具体情况选用一种或数种并用。

冷敷、加压包扎并抬高伤肢，这种方法应在伤后立刻使用，具有制动、止血、止痛、防止或减轻肿胀的作用。冷敷一般使用氯乙烷或冰袋，也可用冰水浸泡，然后用一定厚度的棉花或海绵置于伤部，立即用绷带稍加压力进行包扎。24 小时后拆除包扎固定，根据伤情再做进一步处理。

外敷新伤药常可达到消肿、止痛和减轻炎症的效果。此外，若伤后疼痛较剧烈可服用止痛剂。如局部红肿显著，可同时服用清热、活血、化瘀的中药。

（2）中期。中期是指损伤发生 48 小时以后。此期病理变化和修复过程的主要特点是肉芽组织已经形成，血凝块正在被吸收，坏死组织逐渐被清除，组织正在修复。临床上，急性炎症已逐渐消退，但仍有淤血和肿胀。因此，该期的处理原则主要是改善局部的血液和淋巴循环，促进组织的新陈代谢，加速淤血和渗出液的吸收及坏死组织的清除，促进再生修复，防止粘连形成。治疗方法有理疗、按摩、针灸、痛点药物注射、外贴或外敷活血、化瘀、生新的中草药等，可以选用几种方法进行综合治疗。热疗和按摩在此期的治疗中极为重要，按摩手法应从轻到重，从损伤周围到损伤局部，损伤局部的前几次按摩必须较轻以防发生骨化性肌炎。

（3）晚期。损伤组织已基本修复，但可能有瘢痕和粘连形成。临床上，肿胀和疼痛已经消失，但功能尚未完全恢复，锻炼时仍感到微痛、酸胀和无力，个别严重者出现伤部僵硬或运动功能受限等。因此，该期的处理原则是恢复和增强肌肉、关节的功能。若有瘢痕和粘连应设法软化或分离，以促进功能的恢复。治疗方法以按摩、理疗和功能锻炼为主，配合支持带固定及中草药的熏洗等。

上述三期的处理原则适用较严重的急性闭合性软组织损伤，倘若损伤较轻，病程短、修复快，可把中、后期的治疗方法合并使用，把活血生新和功能恢复结合起来。

2. 慢性损伤

慢性损伤的处理原则主要是改善伤部的血液循环，促进组织的新陈代谢，合理地安排局部的负担量。治疗方法与急性损伤的中、后期大致相同，应将功能康复锻炼和治疗紧密地结合起来。

四、思考题

闭合性软组织损伤的处理原则是什么？

第三节　肌肉拉伤的处理与治疗

一、肌肉拉伤的概念

由于肌肉主动地猛烈收缩或被动地过度牵伸，超过了肌肉本身所能承担的限度，而引起的肌肉组织损伤，称为肌肉拉伤。在军事体能训练中常见的拉伤部位是大腿后群肌、大腿内收肌、腰背肌、小腿三头肌等。

肌肉拉伤后如再继续加大运动量，就极易发展成肌肉撕裂，这时，肌肉就会产生针扎般的剧痛，导致受伤部位失去活动能力。这就可以判断为肌肉撕裂，其症状为受伤部位的肌肉组织无弹性且松软无力。视觉上的表现是几小时后皮下会出现凹陷，这说明肌肉撕裂往往会造成严重的血肿。

二、损伤机制

急性的肌肉拉伤可分为主动发力拉伤和被动拉伤。

1. 主动发力拉伤

主动发力拉伤是肌肉主动地猛烈收缩，其收缩力超过了肌肉本身的承受能力，而发生在肌纤维缩短时的原动肌、协同肌损伤。例如，疾跑时用力后蹬，使大腿后群肌拉伤；弯腰抓举杠铃时，骶棘肌猛烈收缩而拉伤。

2. 被动拉伤

被动拉伤是肌肉受力牵伸，超过了肌肉本身的伸展限度，而发生在肌纤维被拉长时的对抗肌损伤。例如，跨栏运动中摆动腿过栏时，常发生大腿后群肌的拉伤；压腿、劈叉时，用力过猛也会使被拉长的大腿后群肌拉伤。特别是准备活动不充分、大腿后群肌伸展性较差时做上述动作很容易发生损伤。

肌肉拉伤的部位可发生在肌腹或肌腹与肌腱交界处，或肌腱的起止点。肌肉拉伤根据损伤的程度，可分为微细损伤、肌纤维部分撕裂或完全断裂，极少数会并发撕脱骨折。

慢性的肌肉拉伤多为过度负荷造成微细损伤的积累所致。例如，肌腱起止点的末端病、肌腱周围炎及肌腹部的劳损等。

三、症状及诊断

（1）有典型的受伤动作，且大多在损伤时有撕裂或可听到撕裂声。

（2）疼痛。轻者伤处疼痛，可行走，在运动时，特别是重复受伤动作时加剧；重者行走疼痛，并出现跛行。

（3）肿胀。肌腹拉伤时肿胀明显，且不久出现皮下瘀斑。

（4）压痛。伤处压痛明显，肌张力增高，并可触及痉挛的肌肉。

（5）肌肉抗阻力收缩试验。在患者做受伤肌肉的抗阻力收缩时，其损伤部位将出现疼痛。例如，大腿后群肌拉伤时，患者俯卧，膝关节微屈，检查者一手握住患者小腿，在患者用力屈膝时给予一定的阻力，在伤处出现疼痛的即为阳性。如损伤后疼痛、肿胀明显，运动功能严重障碍，肌肉出现收缩畸形，伤处可摸到凹陷或一端异常隆起时，则为肌纤维部分撕裂或完全断裂。

四、处理与治疗

肌肉微细损伤或少量肌纤维撕裂时，可根据疼痛程度知道受伤的轻重，一旦出现痛感应立即停止运动，并在痛点敷上冰块或冷毛巾，持续 30 分钟，以使小血管收缩，减少局部充血、水肿（图 4-3-1）。切忌搓揉及热敷，或进行加压包扎或外敷新伤药，然后在能使肌肉松弛的位置固定休息，24 小时后可进行按摩、痛点药物注射、理疗等。疑有肌纤维大部分撕裂或肌肉完全断裂时，经加压包扎、固定伤肢等急救处理后，迅速将伤员送至医院，及早进行手术缝合，跟腱断裂情况如图 4-3-2 所示。

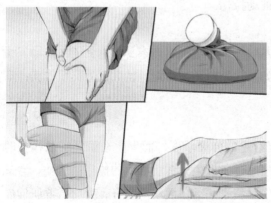

图 4-3-1　肌肉微细损伤或少量肌纤维撕裂的处理

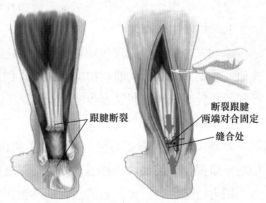

图 4-3-2　跟腱断裂处理

五、思考题

造成肌肉拉伤的原因是什么？

第四节　关节韧带损伤的处理与治疗

一、关节韧带的概念

韧带附着在邻近骨端上，用以连接两骨。韧带多数呈条索状或片状，由胶原纤维与弹性纤维混合组成，具有较强的抗拉能力，它保护关节在正常范围内活动，防止关节活动超过正常范围。韧带还可加强关节强度，防止关节分离，保护其他组织，如关节囊、肌肉肌腱等。运动中常见的关节韧带扭伤部位有踝关节外侧韧带、膝内侧副韧带、肘尺侧副韧带、指间关节韧带等。

二、损伤机制

当关节由外力所致出现超越正常范围的异常活动，致使韧带不能承受过高张力而损伤。异常活动首先使韧带极度紧张，如外力继续作用则韧带部分或全部拉断，可造成关节半脱位或脱位。韧带扭伤后一般均有小血管破裂而出血，形成血肿、局部水肿、肿胀。

三、常见受伤部位

1. 踝关节损伤

踝关节损伤是军事体能训练中较为多见的关节韧带损伤，在耐力训练、速度训练、跳跃练习中都会发生这种伤害。踝关节损伤中，外侧副韧带损伤要占该关节损伤总数的80%左右。之所以会产生这种情况，是同该关节的结构分不开的，见表 4-4-1。外踝比内踝长，距骨体前宽后窄，当足处于跖屈时，踝关节活动度较大，而且足的内翻肌群的力量又大于足的外翻肌群，如图 4-4-1 所示。

表 4-4-1　踝关节损伤的位置与特征

损伤韧带	损伤时踝关节位置	损伤特征
跟腓前韧带损伤	足处于内翻位	外踝前方肿胀、压痛、功能障碍
跟腓后韧带损伤	足处于内翻位	与跟腓前韧带伤同时发生，压痛点偏后约一横指
三角韧带损伤	足处于外翻位	踝内侧压痛重，外翻时剧痛，肿胀不明显，需用 X 片检查

主要病因：军事体能训练中，人体处于离地状态时，足部自然成跖屈内翻位，例如，

在进行速度练习场时与跳跃练习时，因场地不平、重心不稳，就会造成内翻位韧带损伤。

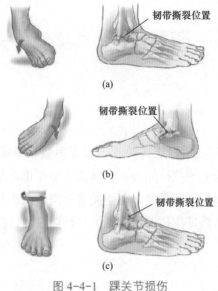

图 4-4-1　踝关节损伤

（a）内翻扭伤；（b）外翻扭伤；（c）高位踝扭伤

2. 膝关节损伤

膝关节是人体关节中负重多且运动量大的关节，为适应此机能，其关节面最大，构造也复杂。膝关节包括由股骨下端和胫骨上端构成的内侧和外侧胫股关节，以及由髌骨和股骨滑车构成的髌骨关节。膝关节的运动特点是由其构成关节的骨骼形状及韧带的制约作用所决定的，如图 4-4-2、图 4-4-3 所示。膝关节主要进行伸屈运动，在屈曲位兼有旋转运动，同时有很小范围的内外翻的被动运动。膝关节损伤多见于急性运动损伤和长期的劳损，损伤后患者会出现局部的疼痛、肿胀、关节活动受限等，应该及时治疗。

（1）常见疾病：半月板损伤、内侧副韧带损伤、外侧副韧带损伤、前交叉韧带损伤。

①半月板损伤见于许多训练项目，特别是接触性运动，在日常活动、工作中也比较常见，通常合并其他韧带损伤。小腿相对股骨外旋时，容易损伤内侧半月板；相对股骨内旋时，容易损伤外侧半月板。膝关节过屈、过伸或股骨与胫骨直接撞击时也容易发生半月板损伤。

②内侧副韧带分为深浅两层，其间无明显间隙。浅层起于内收肌结节附近，止于胫骨上端内侧；深层起于内上髁，止于胫骨上端内侧和关节边缘，构成关节囊一部分，与内侧半月板相连。内侧副韧带损伤源于外侧的暴力作用、小腿外展外旋或大腿内收内旋等情况。

③外侧副韧带损伤比较少见，主要是受关节内侧外力作用或其他原因造成膝关节内翻损伤时出现，常伴有关节囊、腓肠肌、股二头肌、腘绳肌，乃至腓总神经损伤。

④前交叉韧带起自胫骨上端非关节面髁间前区内侧及内侧半月板前角，止于股骨外侧髁内面后部，可分为后外束和前内束。前交叉韧带损伤比较多见，多为联合损伤的一部分，也可为单纯损伤。

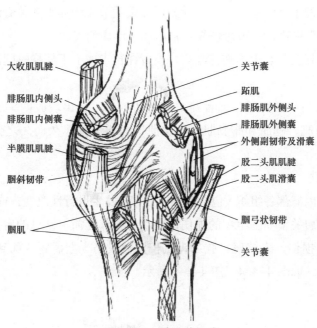

图 4-4-2　膝关节组成

大收肌肌腱
腓肠肌内侧头
腓肠肌内侧囊
半膜肌肌腱
腘斜韧带
腘肌

关节囊
跖肌
腓肠肌外侧头
腓肠肌外侧囊
外侧副韧带及滑囊
股二头肌肌腱
股二头肌滑囊
腘弓状韧带
关节囊

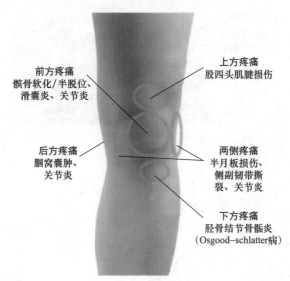

图 4-4-3　膝关节损伤

前方疼痛
髌骨软化/半脱位、
滑囊炎、关节炎

上方疼痛
股四头肌腱损伤

后方疼痛
腘窝囊肿、
关节炎

两侧疼痛
半月板损伤、
侧副韧带撕
裂、关节炎

下方疼痛
胫骨结节骨骺炎
（Osgood–schlatter病）

（2）主要病因：在军事体能训练时发生突然的撞击等使膝盖受到暴力冲击，可导致韧带、半月板等结构出现严重的损伤。

（3）膝关节损伤症状：膝关节损伤后的典型表现为膝关节疼痛、肿胀、关节无力、膝关节活动受限，若治疗不及时，患者会出现与膝关节相关的肌肉废用性萎缩。

（4）其他症状与并发症：

①膝关节交锁：患者自觉膝关节不处于正常的位置，因此膝关节无法正常伸展。通常

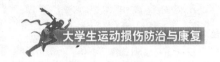

在活动膝关节时可发生"咔嗒"一声，此刻可导致关节无法伸直并伴有疼痛，再次挥动小腿时可听到"咔嗒"一声，关节可恢复正常活动，疼痛消失。

②打软腿：因膝关节发生损伤的缘故，患者在行走或上下楼梯时腿部可发软，甚至直接跪倒在地。

③并发症：膝关节损伤后，患者膝关节活动减少，会出现股四头肌、半腱肌、半膜肌、缝匠肌、股薄肌、腘肌和腓肠肌等相关肌肉力量下降，久而久之会出现肌肉废用性萎缩。

3. 肩关节损伤

肩关节损伤指因肩部各组织（包括肩袖、韧带）发生退行性改变，或因反复过度使用、创伤等原因造成的肩关节周围组织的损伤，表现为肩部疼痛。常见的肩关节损伤有肩峰下撞击综合征、肩袖损伤、冻结肩、肱二头肌长头腱损伤、上盂唇从前到后撕裂（SLAP）损伤、肩关节不稳。如图 4-4-4、图 4-4-5 所示。

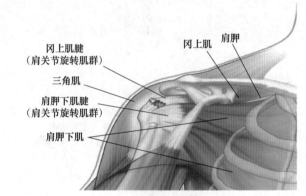

图 4-4-4　肩关节

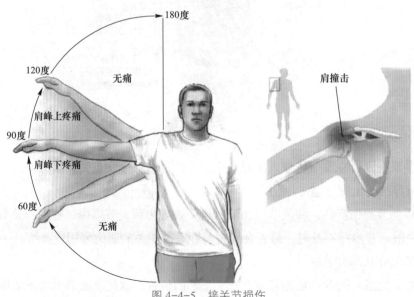

图 4-4-5　接关节损伤

主要病因：反复过度使用上肢是肩关节疾病的常见致病因素，尤其在杠铃抓举练习需要过顶动作，或是在速度训练练习时重心不稳手撑地造成肩峰与肱骨头撞击。

4. 腕关节损伤

当学员在进行单杠腹部绕杠练习、支撑跳跃动作时跌倒，以手着地时，腕关节是首先承受并向肢体近端传导外力的关节。因此，腕关节容易受到损伤，如损伤后治疗不当，可引起腕骨间关系改变，即为腕关节不稳定。

（1）腕关节组成：腕关节是一个由多关节组成的复杂关节。桡腕关节、腕骨间关节和腕掌关节、桡尺远侧关节等关节相互关联统称为腕关节，如图4-4-6、图4-4-7所示。

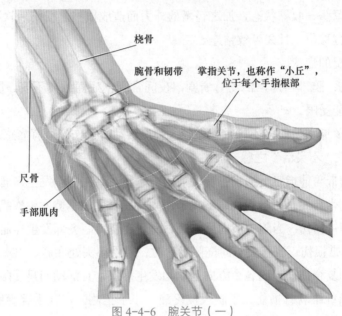

图 4-4-6　腕关节（一）

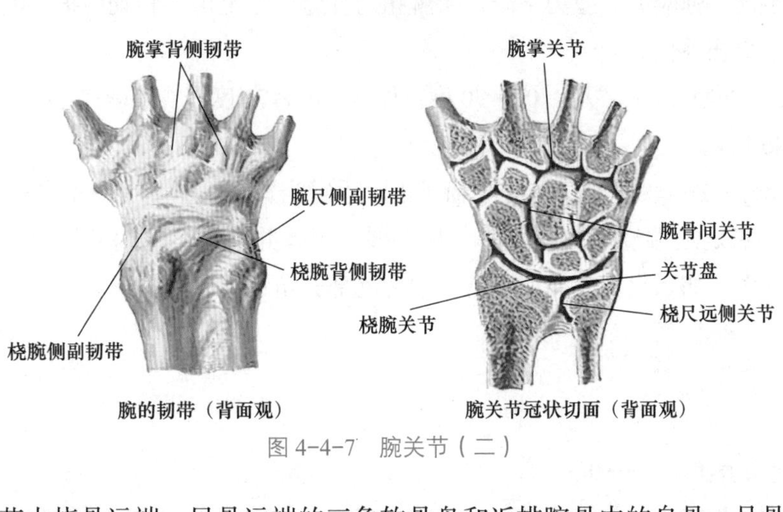

图 4-4-7　腕关节（二）

桡腕关节由桡骨远端、尺骨远端的三角软骨盘和近排腕骨中的舟骨、月骨、三角骨构成。腕骨间关节由近排腕骨和远排腕骨构成。

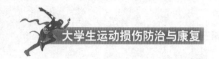

腕关节主要具有屈和伸的功能，也有桡偏和尺偏功能。远尺桡关节与近尺桡关节共同完成前臂的旋前和旋后功能。

（2）腕关节损伤及症状。

①腕关节损伤分类一般可分为急性损伤和慢性劳损。

a. 急性损伤：在军事体能训练中由于不慎跌倒，手掌猛力撑地或因持物而突然旋转或伸屈腕关节，造成关节周围肌腱、韧带的撕裂伤，当受力过大时可合并撕脱骨折和脱位。

b. 慢性劳损：腕关节超负荷的过度劳累及腕关节长期反复操劳积累，使某一肌肉、韧带、肌腱处于紧张、收缩状态，加之轻微的外力而造成损伤。损伤后软组织撕裂，局部渗出或出血，肌腱移位，日久可致粘连。

②各损伤情况的症状。

a. 急性损伤：腕部疼痛，活动时痛剧，夜间常因剧痛而致寝不安。肿胀、皮下瘀斑明显。腕关节功能受限。

b. 慢性劳损：腕关节疼痛不严重，做较大幅度活动时，伤处可有痛感。无明显肿胀，腕部常有"乏力""不灵活"之感。

c. 腕背侧韧带与伸指肌腱损伤：腕关节用力掌屈时，在背侧发生疼痛。

d. 腕掌侧韧带与屈指肌腱损伤：腕关节用力背屈时，在掌侧发生疼痛。

e. 桡侧副韧带损伤：当腕关节向尺侧倾斜时，在桡骨茎突部发生疼痛。

f. 尺侧副韧带损伤：当腕关节向桡侧运动时，尺骨小头处疼痛。

g. 肌腱等的复合损伤：向各个方向运动均发生疼痛，且活动明显受限。

h. 腕部三角纤维软骨损伤：手腕尺侧疼痛（小手指侧），在手腕旋前或旋后时会有咔嗒声或劈裂声（弹响）。握力下降，手腕扭力变差（拧毛巾、转动门把手使不上劲）。

③腕关节损伤评估。

a. 腕关节功能筛查：屈曲：0～90度；伸展：0～70度；桡侧偏移：0～15度；尺侧偏移：0～45度。

b. Sharpey`s Test测试。患者坐于椅子上，手臂当置于桌子上（中立位、拳眼朝上）。治疗师一只手稳定远端桡尺关节，另一只手握住手腕并给一个向内的压力，然后进行旋前、旋后的动作，如果出现疼痛或咔嗒声则为腕部三角纤维软骨损伤。

四、膝关节损伤治疗

1. 物理治疗

物理治疗的作用是消炎、消肿、促进血液循环、促进消炎和积液的吸收，改善膝关节功能，运用物理疗法可以温和而有效地缓解膝关节的疼痛和僵硬感。常规的理疗方法有超短波、微波、离子透入、红光照射、经皮神经电刺激（TENS）、冰敷等。新近应用于疼痛治疗的冲击波疼痛治疗方法对于膝关节疼痛，特别是对陈旧性膝关节软组织损伤具有立竿见影的确切疗效。

2. 药物治疗

急性发作期应用消炎镇痛药尽管不能中止病情发展，但可缓解疼痛，减轻症状，通常口服非甾体抗炎镇痛药（NSAIDs），如芬必得、扶他林、西乐葆等，但此类药物易刺激胃肠道引起并发症，对肾功能有损害，所以此类药应饭后服用，并且在医生指导下服用，还可以加服维生素 B_1、维生素 C、维生素 E、补充钙剂等，急性炎症期还可予以抗生素治疗。

3. 中医治疗

中医将本病列入痹症范畴，认为本病是由于正气虚弱，外感湿寒，或跌打损伤致气血瘀阻，痰湿内生，流注于肌肉关节而发病。可在中医医师指导下进行针灸按摩、中药熏洗、中药外敷、中药内服等内外兼治加功能锻炼的方法加以综合治疗。

五、踝关节损伤处理

1. 处理方法

（1）休息：停止走动，让受伤部位静止休息，减少进一步损伤。

（2）冰敷：让受伤部位温度降低，减轻炎症反应和肌肉痉挛，缓解疼痛抑制肿胀。每次 10～20 分钟，每天 3 次以上，注意不要直接将冰块敷在患处，用湿毛巾包裹冰块，以免冻伤。冰敷仅限伤后 48 小时内。

（3）加压：使用弹性绷带包裹受伤的踝关节，适当加压，以减轻肿胀。注意不要过度加压，否则会加重包裹处远肢体的肿胀、缺血。

（4）抬高：将伤肢抬高，高于心脏位置，增加静脉和淋巴回流，减轻肿胀，促进恢复。

2. 错误方法

（1）使劲揉搓肿胀处，想把淤积起来的血肿揉开、搓散。因为局部的小血管破裂出血后，会形成血肿，一般要经过 24 小时左右才能恢复，停止出血。如果扭伤后立即使劲揉搓、热敷、强迫活动，势必会在揉散一部分瘀血的同时加速出血和渗液，甚至加重血管的破裂，造成更大的血肿。

（2）用热毛巾敷，想活血消肿。热敷会使血流加快，如果在受伤 24 小时内即用热敷处理，会加剧出血和肿胀。应该在出血停止以后（一般 24 小时后）再热敷，可加速消散伤处周围的瘀血。一般而言，受伤 24 小时后开始用热敷为宜。

（3）强忍着疼走路、活动，想预防"存住筋"。人们常说的"存住筋"，实际上是损伤后软组织的粘连，而出现这种情况是在损伤的中后期。

（4）马上贴上膏药。由于人体组织在受到外界损伤后即呈现炎症反应，液体大量自血管内渗出到扭伤处，局部慢慢出现肿胀，继而压迫神经引起疼痛。这种反应在 24 小时内可以达到顶峰，如果在此期间贴上伤湿止痛膏，其活血作用会使局部血液循环加速，自血管内渗出的液体也会增多，这样反而加重了局部肿胀疼痛。所以，跌打损伤后马上贴伤湿止痛膏的做法是不科学的。正确的方法：跌打损伤后，在皮肤无破损的情况下，立即冷敷或用冷水冲洗患处，使血管收缩，便可减轻肿胀疼痛现象。24 小时后再贴伤湿止痛膏，这样既可减少疼痛，又可缩短病程。

3．损伤分级

踝关节损伤按轻、中、重分为三级。

（1）1 级：韧带存在拉伸，仅在微观上有韧带纤维的损伤，疼痛轻微。只要能耐受，可以负重；无须夹板或支具固定；可行等长收缩练习；如果能耐受可以进行全范围的关节活动度练习及肌力训练。

（2）2 级：部分韧带纤维断裂，中等程度的疼痛和肿胀，活动度受限，可能存在关节不稳。需要应用夹板或支具进行固定，配合理疗及肌力和关节活动度练习。

（3）3 级：韧带完全断裂，存在明显的肿胀和疼痛，关节不稳定。制动及康复训练同 2 级，但康复时间更长，少数病例需手术治疗。

六、腕关节损伤治疗方案

（1）"大米"疗法，急性损伤早期：伤后 24 ～ 72 小时运用大米疗法。适当采取桡偏制动休息，有利于肿胀消退后减轻疼痛。

①冷敷。伤后 72 小时（组织出血停止之前）内冷敷可以使局部血管收缩，减轻充血和出血，达到止痛、消肿、消炎的目的。

具体方法：将两块小毛巾折叠成损伤部位大小，放在冰水中浸湿后拧干敷于患部，每隔 5 分钟左右更换一次，连续 3 ～ 4 次。加压包扎功能为固定腕关节，制动可以减轻腕关节继续牵拉和活动。患肢抬高，有利于水肿、出血和炎症的吸收。

②热敷。受伤 72 小时（组织出血停止）后热敷可以改善血液淋巴循环，促进组织代谢，缓解组织水肿，促进瘀血的吸收，有利于组织修复。

具体方法：将两块小毛巾折叠成损伤部位大小，放在热水或醋水中浸湿后拧干敷于患部，每隔 5 分钟左右更换一次，连续 3 ～ 4 次。

（2）药物治疗。

①西药：可选择非甾体消炎药，如消炎痛、芬必得、布洛芬、曲马多、扶他林等。

②中药：应用舒筋通络、活血止痛的中成药等进行治疗，也可在患病 24 小时后，局部外用中药等。

（3）推拿治疗。

①治疗原则：舒筋通络，活血祛瘀。

②操作方法：

急性损伤：由于疼痛和肿胀较为明显，手法操作时宜轻柔，可采用穴位点按法、揉法或弹拨、摇腕关节，用擦法及搓法治疗，以透热为度。

急性损伤后期和慢性劳损：由于疼痛和肿胀较轻，运用以上手法时，要相应加重，活动幅度逐渐加大，以解除挛缩，松解粘连，改善关节活动。手法操作要注意力度，以防再度损伤。

（4）针灸治疗：选择少海、通里、神门、合谷、阳溪、尺泽、列缺、太渊、养老、支正、阳谷、内关、大陵、阳池和会宗等穴。

（5）理疗：包括直流电药物离子导入法、调制中频电疗法、超短波电疗法、红外线疗法和磁疗法等。

（6）局部封闭：局部疼痛点封闭。注射曲安奈德 0.5 毫升、0.5% 利多卡因 5～10 毫升；2～3 次为一疗程。

七、肩袖损伤治疗

（1）肩袖损伤后自身无法愈合，因此对于全层损伤的患者或损伤后肩关节功能严重缺失者，应选择微创的关节镜下肩袖修补术。

（2）部分损伤或症状轻微的小撕裂可行保守治疗。予以非甾体消炎药、理疗、肩峰下局部封闭等，以缓解肩部疼痛。

（3）部分损伤保守治疗 6 个月无效时，可采用手术治疗。如果损伤超过 50% 厚度，进行修复肩袖。如果不超过 50%，可行肩袖清理。

（4）采用保守治疗期间及术后早期，避免肩关节过度活动和撕裂程度加重。

八、肩峰下撞击综合征治疗

保守治疗可采用口服非甾体抗炎药、理疗、冰敷、冷冻疗法、肩峰下局部封闭等治疗方式，以减轻疼痛和炎症。

保守治疗 6 个月以上无效者，疼痛严重影响生活工作时，可以考虑行关节镜手术，包括肩峰下滑囊清理和肩峰成形术。

九、思考题

膝关节损伤的症状有哪些？

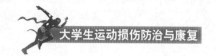

第五节　关节半月板损伤的诊断与治疗

一、膝关节半月板损伤

　　膝关节半月板为纤维软骨组织，充填于股骨髁与胫骨髁之间，正常的半月板有增加胫骨髁凹陷及衬垫股骨内外髁的作用，以增加关节的稳定性和起缓冲震荡的作用。

　　内侧半月板呈C形，外侧半月板呈O形，半月板可随着膝关节运动而有一定的移动，伸膝时半月板向前移动，屈膝时向后移动，半月板属纤维软骨，其本身只有关节囊侧约三分之一部分有血供，其营养主要来自关节滑液。因此，半月板破裂后难以自行修复，半月板切除后，可由滑膜再生一个纤维软骨性的又薄又窄的半月板。

二、主要病因及损伤机制

　　因外伤造成损伤，如膝关节受到暴力，在屈曲时做强力外翻或内翻，内旋或外旋，半月板随股骨髁活动幅度较大，而其下面与胫骨平台之间形成旋转摩擦剪力。突发的动作力量很大，旋转碾锉力超过了半月板所能允许的活动范围时，即引起半月板的损伤。

　　在辅助性体能训练球类运动中，当膝关节屈曲，小腿固定于外展外旋位，大腿突然内收内旋并伸直膝关节是引起内侧半月板损伤的典型机制；若小腿固定于内收内旋位，大腿突然外展外旋并伸直膝关节，是引起外侧半月板损伤的典型机制。此外，膝关节突然猛力过伸及腘肌肌腱前后撕裂，也可引起半月板前角或半月板边缘分离，如图4-5-1、图4-5-2所示。

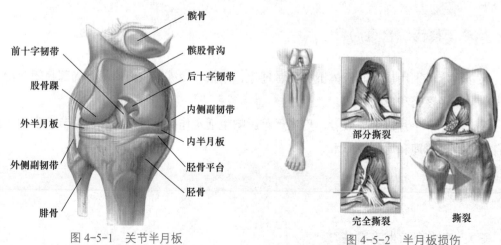

图 4-5-1　关节半月板　　　　　　　　　图 4-5-2　半月板损伤

三、症状及诊断

患者多数有旋转内收或外展的明显外伤史，自觉关节内有撕裂感和脆响声，膝关节局部疼痛，有压痛，出现肿胀，不能完全伸膝，活动时膝关节有响声。有的患者可出现膝关节交锁症状。膝关节交锁是指膝关节在某种体位时，屈伸都受到限制，并伴有明显疼痛。半月板损伤交锁症状多发生于膝关节伸直至 130～140 度时，急性期膝关节有明显疼痛、肿胀和积液，关节屈伸活动障碍，急性期过后，肿胀和积液可自行消退，但活动时关节仍有疼痛，尤其以上下楼、上下坡、下蹲起立、跑、跳等动作时疼痛更明显，严重者可跛行或存在屈伸功能障碍。

患侧关节间隙有压痛，麦氏试验、艾氏研磨试验可呈阳性。慢性期常有股四头肌萎缩，尤以内侧头明显。

四、治疗

1. 急性期

如关节有明显积液（或积血），应在严格无菌操作下抽出积液；如关节有"交锁"，应用手法解除"交锁"，然后用大腿上 1/3 至踝上的管型石膏或铰链或膝关节支具固定膝关节于伸直位 4 周，期间不能负重行走。在固定期间和去除固定后，都要积极锻炼股四头肌，以防肌肉萎缩。

2. 慢性期

如经非手术治疗无效，症状和体征明显，诊断明确者，应及早手术切除或缝合修复损伤的半月板，以防发生创伤性关节炎。术后伸膝位加压包扎，次日开始做股四头肌等长收缩练习，2～3 天后开始做直腿抬高运动，以防股四头肌萎缩，两周后开始下地行走，一般在术后 2～3 个月可恢复正常功能。

3. 关节镜的应用

关节镜可用于半月板损伤的治疗，半月板边缘撕裂可行缝合修复，通常对半月板部分切除，保留未损伤的部分。

对早期怀疑半月板损伤者可行急诊关节镜检查，早期处理半月板损伤，缩短疗程，提高治疗效果，减少损伤性关节炎的发生。通过关节镜手术创伤小，恢复快。

五、预防

半月板损伤有一部分是运动损伤造成的，另一部分是老化退变造成的。其实，老化是一个自然的规律，没办法完全阻止，但是可以通过好的生活方式、好的生活习惯延缓其发展。要尽量减少半月板的负担，不要以反复去爬山、大量爬楼梯作为锻炼方式，减少负重

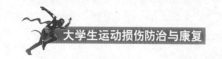

的屈膝活动，并且清淡平衡的饮食对损伤的恢复等都有好处。

运动过度也可以造成半月板损伤，所以运动前要做好准备，不要让膝关节突然运动，以免造成膝关节半月板损伤，不要长久活动膝关节，这样容易引起膝关节的疲劳，也容易引起膝关节半月板损伤，在运动中要防止膝关节因比较剧烈的动作造成意外损伤。尽量避免膝关节负重太大，可以戴运动护膝，加强对膝关节的保护，尽量避免屈膝运动，因为膝关节在屈膝活动时处于不稳定状态，如果受到侧向外力，容易导致膝关节半月板的损伤。一旦出现膝关节半月板损伤，应尽量避免患肢运动，避免膝关节骤然伸展或屈曲扭转动作，这样会加重半月板的损伤。

六、思考题

半月板损伤的诊断试验有哪些？

第六节　髂胫束摩擦综合征的诊断与治疗

一、髂胫束摩擦综合征（跑步者膝）概述

髂胫束摩擦综合征是长期进行耐力训练的学员、长跑爱好者膝关节外侧疼痛最常见的原因。该综合征由髂胫束在股骨外上髁表面滑动时的反复摩擦所致，当膝关节伸展时，髂胫束移动至股骨外上髁前方；膝关节屈曲时，移动至其后方，并且在两个位置均保持紧张。

髂胫束是一束厚厚的纤维，从臀部外侧延伸到大腿外侧和膝盖，一直延伸到胫骨顶部。如果髂胫束太紧，可能会导致膝盖周围肿胀和疼痛，如图4-6-1所示。

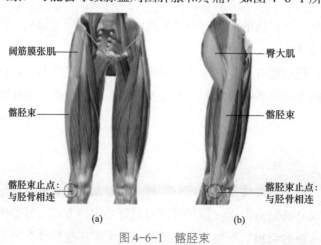

图4-6-1　髂胫束
（a）正面图；（b）侧面图

二、临床症状

（1）膝关节外侧锐痛或灼痛。

（2）患者开始跑步时无痛，但是在可再现的时间或距离后产生症状。

（3）最初症状在跑步后不久消退，但是又在下一次跑步时复发。

（4）患者在下坡跑或增大跑动步幅时往往加重疼痛。

（5）更严重的病例，甚至在步行或下楼梯时出现症状。

三、发病机制

（1）髂胫束是阔筋膜张肌肌腱部分的延续，并有部分外侧臀肌参与。

（2）髂胫束远端在其止于胫骨结节前，跨越并附着于髌骨外侧缘和髌骨外侧支持带。

（3）在跑步周期中，足刚触地后，髂胫束后缘与股骨外上髁表面碰撞。这一"撞击区域"发生于膝关节屈曲 30 度或略小于 30 度的位置。

（4）反复刺激可能引起慢性炎症，特别是在髂胫束后部纤维之下。在股骨外上髁表面，后部纤维被认为比前部纤维更紧张。

四、危险因素

下肢不等长（综合征产生于较短一侧的腿部）；前足内翻增加；与健侧相比，Q 角（在髂前上棘、髌骨中点和胫骨结节之间测量得到的角度）增加；向跑道相同的方向过度跑动；下坡跑；缺乏跑步经验或跑步距离及频率突然增加。

五、自然进程

连续跑步后，症状呈进行性；改变活动及治疗后改善；有些患者可能需要手术治疗。

六、诊断与检查

挤压测试：让受试者侧卧，检查者将拇指置于膝关节外上方，另一手轻抓脚踝，使受试者做被动的伸膝动作。若受试者在伸直约 30 度时再现疼痛，即为髂胫束摩擦综合征。

髂胫束紧张度测试：受试者侧卧，患腿屈膝 90 度，外展、后伸，随后下落，直至脚触

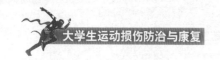

地。此时，大腿在下落过程中要求膝盖能自然接触地面。如果感觉大腿外侧很紧张，拉住了膝盖，导致膝盖无法接触地面，甚至无法超过身体的正中线，这就意味着髂胫束太紧张了。

七、治疗

1．综合疗法

R—休息（或减少活动）：无论是否被诊断出或怀疑患有髂胫束综合征，第一步应该是让受影响的腿休息。

I—冰块：每两小时将冰块（冰袋或冷凝胶包）和一条薄毛巾放在膝盖外侧，每次15分钟，可以缓解疼痛并帮助缓解炎症。

C—压缩：如果被诊断出患有髂胫束摩擦综合征，需要在膝盖上方包裹 Ace 绷带或 IT 带压缩垫。压缩该区域可以帮助稳定膝盖并减少摩擦（当髂胫束滑过膝盖的外上髁时）。

E—抬高：在给膝盖结冰时，尽量将腿抬高到心脏上方。

F—理疗：采用超声、冲击波、超短波、离子渗透疗法等理疗方式消炎镇痛。

G—药物：在消炎镇痛方面，可以采用涂抹非甾体消炎药（如扶他林）。

2．运动治疗

牵伸练习，增加阔筋膜张肌 / 髂胫束复合体的长度收缩—舒张练习延长短缩的肌群。

臀中肌肌力练习，特别是作为外展肌和外旋肌的后部纤维逐渐重返跑步。从平地上容易的短跑开始，最初数周避免下坡跑。

八、预防

（1）训练时，每周增加的距离不要超过10%，在跑步日之间休息一天，逐渐增加速度或坡度强度。

（2）穿合适的跑鞋进行训练。

（3）避免过度训练并获得足够的休息和恢复。频繁的高强度跑步锻炼弊大于利。

（4）考虑混合训练来平衡身体，如游泳。

（5）在柔软、水平的表面或道路上的交替方向上跑步，以避免对髂胫束造成压力。

（6）尝试向后跑以纠正肌肉不平衡并减少膝盖压力。

（7）建议使用矫形器或插入物，特别是伴有高足弓。

九、思考题

跑步膝的综合疗法有哪些？

第七节　疲劳性骨膜炎与膝关节滑膜炎的诊断与治疗

一、疲劳性骨膜炎

疲劳性骨膜炎是骨对运动负荷过大的一种反应性炎症，多发于初次参加军事体能训练的学员。其好发部位为胫骨、腓骨、跖骨、桡骨和尺骨。

二、损伤机制

根据研究结果，虽然公认本病是因局部骨组织过度负荷所致，但对引起骨组织过度负荷的外力来源及其作用方式解释不一，主要有以下两种学说。

1. 肌肉牵扯学说

多数学者认为，在肌肉的反复收缩过程中，使肌肉附着部的骨膜受到牵扯、扭伤或张力增高，导致骨膜与骨质之间的正常联系改变，最终出现肌肉附着部的骨膜松弛、淤血、水肿及骨膜下出血。若出血未能吸收，则出血机化形成纤维组织，继而形成新生骨。如过多的踏跳和后蹬跑，使屈拇屈趾肌群和胫骨后肌等反复收缩，引起附着部骨膜的一系列病理性改变。

2. 应力学说

也有学者认为，在跑跳练习和支撑动作中（特别是在较硬的场地上）练习，身体重心与地面或支撑面的反作用力对骨的凸面产生较大的影响，而导致骨膜松弛或分离、淤血、水肿等病理改变，甚至可能发生局部骨质脱钙或断裂。例如，跑跳练习时，身体重力和地面反作用力对胫骨的影响，主要集中在胫骨的前面，使该部骨组织产生应力性损伤。

无论何种因素导致的骨膜炎，若在早期能及时调整局部负荷，减少跑跳和支撑练习，并配合适当治疗，在炎症消退和组织修复过程中，同样会产生适应性变化，而使骨组织的负荷能力提高。

三、胫腓骨疲劳性骨膜炎

胫腓骨疲劳性骨膜炎又称应力性损伤，为长期、反复、快速、轻微的外伤应力，累积于骨骼的某一部位，逐渐发生的慢性损伤，发生于耐久跑、鸭子步练习、野外拉练训练中，如图 4-7-1 所示。

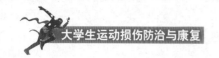

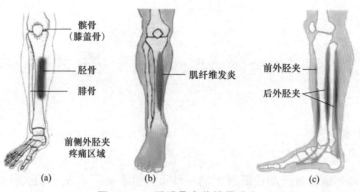

图 4-7-1　胫腓骨疲劳性骨膜炎
（a）示意一；（b）示意二；（c）示意三

胫腓骨疲劳性骨膜炎的病因：多数患病者是由于跑跳动作不正确，训练方法不科学，跑、跳过多或者长期在过硬的场地练习，使小腿肌肉长期处于紧张状态，刺激骨膜血管扩张、充血、水肿或骨膜下出血，久而久之，骨膜出现血肿机化、增生等骨膜炎性改变。要重视骨膜炎性改变，如果继续加大负荷刺激，则可使骨质受损，最终发展成疲劳性骨折。

也有专家通过生物力学分析认为，在跑跳时人体重力与地面反作用力的焦点，主要集中于胫骨前面弯曲处，长时期的反复作用，可在弯曲度最大处引起应力性损伤，形成疲劳性骨膜炎，乃至骨折。

四、骨膜炎症状及诊断

（1）典型的运动史、发病史和反复疼痛史。

（2）疼痛：初期多在运动后局部出现疼痛，休息后常可消失。若继续进行较大负荷的运动，疼痛逐渐加重。疼痛多为隐痛或牵扯痛，严重时出现刺痛或烧灼感，个别有夜间痛。

（3）肿胀：急性期大多出现局部的凹陷性水肿。

（4）压痛：在局部骨面上可摸到散在压痛点，并可触及单个或串珠样结节，触之锐痛。

（5）后蹬痛、支撑痛：当患者足尖向后用力蹬地时出现疼痛，而抗阻屈踝、屈趾时则无疼痛，此为胫、腓骨疲劳性骨膜炎的重要体征。而尺、桡骨疲劳性骨膜炎则出现支撑痛。

（6）X线检查：早期 X 线检查无阳性征象，反复发作的患者逐渐出现骨膜增生、骨皮质边缘粗糙等现象。若后期出现骨质疏松、骨小梁排列紊乱，应注意预防疲劳性骨折的发生。

五、膝关节滑膜炎

滑膜炎是一种多发性疾病，其发病部位主要在膝关节。膝关节是人体滑膜最多，关节面最大和结构最复杂的关节，由于膝关节滑膜广泛并位于体表较浅部位，故遭受损伤和感染的机会较多，膝关节滑膜炎主要是因膝关节扭伤和多种关节内损伤，而造成的一组综合征。膝关节滑膜炎也是一种无菌型炎症，滑膜的功能异常会导致关节液无法正常生成和吸收，膝关节就会产生积液。滑膜的形态改变还会侵袭膝关节软骨，不及时治疗会导致膝关节骨性关节炎，存在很大的致残危险。

主要病因：在军事体能训练中，膝关节滑膜炎多因急性创伤和慢性损伤所致。其中，急性外伤包括膝关节扭伤、半月板损伤、侧副韧带或交叉韧带损伤，关节内积液或有时积血，表现为急性膝关节外伤性滑膜炎。

症状及诊断：检查发现膝关节屈伸活动受限，下蹲困难并伴疼痛，关节周围可有局限性压痛点，浮髌试验阳性。慢性损伤性滑膜炎，可能无明显外伤史，主要表现为膝关节发软及活动受限，肿胀持续不退，不敢下蹲。活动增多时加重，休息后减轻。久病者可触及膝关节囊肥厚感。对膝关节积液多者或反复出现积液者，可做关节积液检查，它能反映出滑膜炎的性质及其严重性。故关节穿刺和滑液检查，对膝关节滑膜炎的诊断和鉴别诊断，均有重要参考价值。

六、处理与治疗

骨膜炎与滑膜炎发病早期，应减少局部负荷，局部进行热敷、按摩，休息时抬高患肢，运动时用弹力绷带裹扎局部，一般都可随局部适应能力的逐渐改善而痊愈。经常疼痛或症状严重的患者，应用弹力绷带包扎，抬高患肢休息，并配合中药外敷、按摩、针灸、物理治疗等。经以上处理后，局部症状无改善，甚至加剧者，应做X线拍片检查以排除外疲劳性骨折。

七、预防

严格遵守循序渐进的训练原则，合理安排运动负荷，避免突然、连续加大局部的负荷，尤其是初次参加训练的学员，更不能过于集中地进行跑、跳和支撑练习；掌握正确的技术动作；合理地选择和使用场地，尽量避免在水泥地等硬场地做跑、跳和支撑练习；做好充分的准备活动；运动后可采用冰敷、热敷或按摩等方法及时消除局部疲劳。

八、思考题

怎样预防疲劳性骨膜炎的发生？

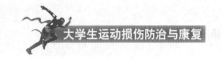

第八节 腰椎间盘突出症的治疗

一、腰椎间盘突出症概述

腰椎间盘突出症是较为常见的疾患之一，主要是因为腰椎间盘各部分（髓核、纤维环及软骨板），尤其是髓核，有不同程度的退行性改变后，在外力因素的作用下，椎间盘的纤维环破裂，髓核组织从破裂之处突出（或脱出）于后方或椎管内，导致相邻脊神经根遭受刺激或压迫，从而产生腰部疼痛，一侧下肢或双下肢麻木、疼痛等一系列临床症状。腰椎间盘突出症以腰4～5、腰5～骶1发病率最高，约占95%，如图4-8-1所示。

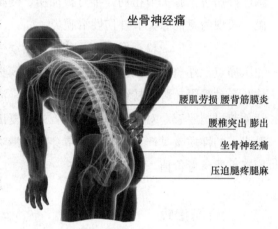

图 4-8-1 腰椎间盘突出症

二、LDH 的概念

LDH 是指腰椎间盘发生退行性病变后，纤维环部分或全部破裂，髓核单独或者连同纤维环、软骨终板向外突出，刺激或压迫窦椎神经和神经根引起的以腰腿痛为主要症状的一种综合征。

三、病因及损伤机制

腰椎间盘突出症的损伤机制主要是因为腰椎间盘各部分（髓核纤维环及软骨板），尤其是髓核有不同程度的退行性改变后，在外界因素的作用下椎间盘的纤维环破裂，髓核组织从破裂之处突出（或脱出）于侧后方或椎管内，导致脊神经根、脊髓等遭受刺激或压迫从而产生腰部疼痛、下肢麻木疼痛等系列临床症状。引起腰椎间盘突出症的原因包括腰椎间盘的退行性改变：髓核的退行性改变主要表现为含水量的降低并可因失水引起椎间盘失稳松动；纤维环的退行性改变主要表现为坚韧程度的降低；长期反复的外力造成的轻微损害日积月累地作用于腰椎间盘加重了退行性改变的程度。腰椎间盘突出症诱发因素可以有损伤、体力劳动、久坐久蹲、体育运动等。它们造成的积累性损伤是 LDH 发生的重要因素，突然的负重或闪腰是形成纤维环破裂的主要原因；腰部外伤使已退行性改变的髓核突出；姿势不当诱发髓核突出；腹压增高时也可发生髓核突出；受寒或寒冷潮湿可引起小血管收缩，肌肉痉挛，使椎间盘的压力增加，也可能造成退行性改变的椎间盘破裂。

四、症状与体征

1. 腰痛

腰痛是大多数腰椎间盘患者最先出现的症状，发生率约 91%。由于纤维环外层及后纵韧带受到髓核刺激，经窦椎神经而产生下腰部感应痛，有时可伴有臀部疼痛。

2. 下肢放射痛

虽然高位腰椎间盘突出（腰 2～3、腰 3～4）可以引起股神经痛，但临床少见，不足 5%。绝大多数患者是腰 4～5、腰 5～骶 1 间隙突出，表现为坐骨神经痛。典型坐骨神经痛是从下腰部向臀部、大腿后方、小腿外侧直到足部的放射痛，在打喷嚏和咳嗽等腹压增高的情况下疼痛会加剧。放射痛的肢体多为一侧，仅极少数中央型或中央旁型髓核突出者表现为双下肢症状。坐骨神经痛的原因有以下三种：

（1）破裂的椎间盘产生化学物质的刺激及自身免疫反应使神经根发生化学性炎症；

（2）突出的髓核压迫或牵张已有炎症的神经根，使其静脉回流受阻，进一步加重水肿，使得对疼痛的敏感性增高；

（3）受压的神经根缺血。

上述三种因素相互关联，互为加重因素。

3. 马尾神经症状

向正后方突出的髓核或脱垂、游离椎间盘组织压迫马尾神经，其主要表现为大、小便障碍，会阴和肛周感觉异常。严重者可出现大小便失控及双下肢不完全性瘫痪等症状，临床上少见。

五、治疗与预防

1. 物理治疗

（1）牵引疗法：腰椎牵引是 LDH 患者常用的保守治疗手段之一，可减轻椎间盘内压、松解粘连组织、松弛韧带、解除肌肉痉挛、改善局部血液循环并纠正关节突关节紊乱。

（2）体外冲击波：体外冲击波治疗可有效地减轻腰背痛患者疼痛，改善其功能状态及生活质量。

（3）中低频电疗：临床上常使用的中低频电疗有经皮神经电刺激（TENS）和干扰电治疗，TENS 可以缓解疼痛，减少功能障碍，改善 LDH 患者肌群活化程度，但 TENS 疗效仍未得到公认。

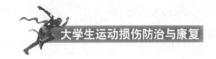

（4）高能量激光治疗：HTLT可用于治疗低功率激光刺激难以覆盖的部位，如关节突关节深部，具有抗炎、消肿和镇痛的作用。

2. 运动疗法

制动可减轻肌肉收缩力与椎间盘韧带紧张力对椎间盘所造成的挤压，使椎间盘处于休息状态，有利于椎间盘周围静脉回流，消除水肿，促进炎症消退。

运动疗法能提高腰背肌张力，改善和纠正异常力线，增强韧带弹性，活动椎间关节，维持脊柱正常形态。

3. 预防

腰椎间盘突出症重在加强核心肌群力量与稳定性，在运动健身时，尤其是在完成腰部动作时强调正确的动作技术。

六、思考题

腰椎间盘突出症的症状有哪些？

第九节　足底筋膜炎的治疗

一、足底筋膜炎概述

足底筋膜炎是足底的肌腱或筋膜发生无菌性炎症所致。最常见的症状是脚跟的疼痛与不适，压痛点常在足底近足跟处，有时压痛较剧烈，且持续存在。晨起时疼痛感觉明显，行走过度时疼痛感加剧，严重患者甚至站立休息时也有疼痛感。足底筋膜炎是运动引起的慢性损伤，过度训练也可导致跟骨疼痛，有时放射到足掌前面，这种疾病可影响所有年龄段的成人，如图4-9-1所示。

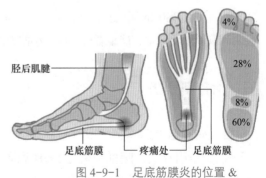

图4-9-1　足底筋膜炎的位置 & 足部重量分布

二、病因及损伤机制

超负荷压力的长期作用，造成足底筋膜的急性或慢性损伤，是引起疼痛的主要原因。

经常长时间越野跑、负重越野、徒步行走，很容易引起足底的慢性损伤，从而导致足底筋膜炎。另外从结构上有导致足底筋膜不正常拉力的因素，如扁平足、高弓足、足跟肌腱过短等，长期下来可能因行走时姿势着力不当，引起腰、髋、膝、踝等部位的疼痛。

三、症状与体征

患者承载重量时足跟疼痛，疼痛通常持续数月至数年，尤其是晨起或长时间不活动后。

足底筋膜炎最常见的症状就是脚跟的疼痛与不适。一般而言，疼痛在早晨下床时的第一步最为明显，这主要是因为经过一个晚上的休息，足底筋膜不再负重，会处在较为缩短的状态。因而，当早晨下床踩地时，会对足底筋膜产生较大、较快的牵拉，进而引起疼痛。但在行走一段时间后，足底筋膜会变得较松，症状会缓解。但若过度行走，足底筋膜被牵拉的次数渐增，症状又会再现。压痛点常在足底近足跟处，有时压痛较剧烈，且持续存在。导致的疼痛特点为搏动性、灼热、刺痛性。

四、治疗

足底筋膜炎治疗的目的是彻底消除疼痛，治疗以保守治疗为主，包括口服药物、理疗（冲击波和高频电疗）、冰敷、按摩及中药泡脚等，以缓解和消除炎症。佩戴功能矫形鞋垫以抬高足弓减轻足底筋膜的张力，配合理疗，可恢复肌肉力量和筋膜的弹性。

五、思考题

足底筋膜炎的治疗方案是什么？

第十节　跟腱炎的治疗

一、跟腱炎概述

跟腱是由连接小腿后方肌群与跟骨的带状肌腱纤维组成，张力通过肌肉收缩传递到跟腱。由于跟腱的横断面较肌肉组织小得多，比例为 1∶60 左右，故而跟腱组织负担的单位张力远高于肌肉。跟腱炎一般指跟腱急慢性劳损后形成的无菌性炎症，是在运动过程中，小腿腓肠肌和跟腱承受了反复过度牵张力导致的。另外，突然增加运动的强度或频率也常会引起跟腱炎。

二、损伤机理

跟腱是位于踝关节后方的一条大的肌腱，它连接小腿后方的肌肉群到跟骨，是人类行走、奔跑、攀登等运动不可缺少的工具。由于各种原因造成的过度使用可导致跟腱内的纤维发生慢性损伤，如超负荷的运动、频繁在硬性地面（如公路）上奔跑等，均可引起跟腱炎，大约有50％的学员因跑步之类的运动损伤引发跟腱炎。而跟腱由于血供不充足常常愈合缓慢，如图4-10-1所示。

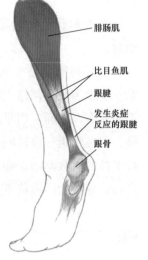

腓肠肌

比目鱼肌

跟腱

发生炎症
反应的跟腱

跟骨

图4-10-1　跟腱炎

三、症状

1．急性期

（1）走路、跑步等运动时跟腱处的疼痛；

（2）跟腱的肿胀；

（3）跟腱处的皮肤发红发烫。

2．慢性期

（1）跟腱疼痛或者僵硬多发于清晨；

（2）走路，尤其是上楼会感觉跟腱疼痛；

（3）慢性跟腱炎多长期且持续存在。

四、发生原因

在奔跑时，腓肠肌收缩使足跟抬高，前半足触地。跟腱由于受到反复暴力引起炎症反应即致跟腱炎。

下坡奔跑，因为落地远和加速距离长，前足撞击地面产生的应力比在平地时大得多；而上坡奔跑时，由于足跟比前半足位置低，因此腓肠肌必须做更大的功来抬高足跟。

柔软的鞋跟使足跟在鞋内过度移动，导致后半足不稳定。跟腱止点的不稳定，引起跟腱张力不稳定，增加跟腱撕裂的可能性，如果鞋底过于坚硬，第一跖趾关节不能弯曲，会使跟腱承受更大的张力。跟腱炎的生物力学因素包括过度内旋，足跟着地过远，膝内翻（O形腿），腘绳肌和腓肠肌僵硬，跟腱张力过大，弓形足及足跟内翻畸形。

如果患者不顾疼痛继续跑步，炎症会扩散至肌腱，引起退行性变和纤维化，产生持续性疼痛，活动时加剧。另外，一些其他的原因也可能导致跟腱炎：

（1）身体没活动开或还没有调整好（如腓肠肌的柔韧性和强度不够）、没有活动开或者还没调整好就开始运动，尤其是诸如灵敏素质、下肢爆发力训练等需要频繁地停止、启动及跳跃的运动，很容易发生跟腱炎。

（2）训练太多、太频繁。如果刚开始一项新的锻炼计划，在锻炼前后一定要进行伸展运动；开始活动的时候要缓慢进行，逐渐增加运动量，而不要太追求进度。如果进行跑步锻炼，过多的上坡跑比较容易导致跟腱炎。

五、治疗（非手术治疗）

（1）体能训练者应停止跑步，垫高鞋跟减少跟腱张力，只要不引起疼痛即应加强腘绳肌弹性练习，穿软底鞋以保证第一跖趾关节的屈曲，但鞋跟要坚硬，若跟腱无疼痛，可做足趾抬高练习以增加跟腱肌力。跟腱愈合前应避免快速上下坡跑步。

（2）冷敷。

（3）根据需要使用矫形器具或改变运动方式。

（4）物理治疗是关键。最关键的方法是在膝关节伸直的情况下让腓肠肌伸展，以及在膝关节略弯曲的情况下让比目鱼肌伸展。力量加强训练、超声疗法及电刺激疗法也都可以被应用于物理治疗之中。消炎药物可以加速痊愈。用一个脚跟抬高器来对局部进行矫形有时可以帮助跟腱的放松。将踝关节固定在自然状态（90度）的夜间夹板可以帮助防止小腿肌肉的紧绷。在一些严重的情况下，行走时可能需要借助一些器械的帮助来减少跟腱上的张力。

（5）到专业的医院系统检查，局部打封闭可以缓解疼痛，需辅以其他治疗，并避免反复封闭引起跟腱断裂。确诊后积极进行治疗，可进行局部药物注射治疗（如曲安奈德注射液等）。

（6）如果早期重视治疗这种损伤，将会有较好的预后。而当早期损伤被忽视后，转为慢性跟腱炎，其治疗相当困难，需制订好的康复计划。

六、积极预防

（1）运动前，做好热身伸展运动。筋骨活动开，小腿肌肉绷得太紧或过于疲劳，运动产生的冲击力传到跟腱，就有可能引起跟腱炎。

（2）加强力量。重负荷小腿运动能够让跟腱承受更大的力量。

①身体强化：增强式训练可以提高小腿和踝关节处的肌肉、肌腱和韧带的运动水平。

②伸展运动：小腿伸展运动可以提高肌腱的柔韧性。

伸展运动

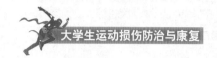

③平衡能力：进行一些提高身体平衡能力的运动，锻炼身体感受能力。

（3）挑选合适的鞋子，如果鞋子过大，人往往会弯曲脚趾抠住鞋底，这个动作会过度使用跖腱膜和相关组织，导致局部肌腱劳损，引发跟腱炎。

（4）跑步距离增加过快、训练过量，会给跟腱带来更大的冲击力。在进行训练时，一定要循序渐进，慢慢加量。

（5）走跑场地太硬、跑鞋太硬等都有可能引发跟腱炎症。在鞋跟内加一层垫子帮助减缓跟腱紧张。

七、思考题

跟腱炎的发生原因是什么？

第十一节　腘绳肌损伤的治疗

一、腘绳肌的概念

腘绳肌（hamstring tendon），就是大腿后侧的肌群，包括半腱肌、半膜肌、股二头肌。腘绳肌与强有力的股四头肌相对应。股二头肌长头，半腱肌、半膜肌起于坐骨结节，股二头肌短头起于股骨粗线。股二头肌长头和短头止于胫骨外面于腓骨，半腱肌、半膜肌止于胫骨内侧髁。股二头肌长头，半腱肌、半膜肌收缩动作是髋伸展和膝屈曲，股二头肌短头收缩动作是膝屈曲。它收缩的主要功能就是屈膝和后伸髋关节，以维持膝关节稳定性，尤其是防止胫骨过度前向错动的重要动力性稳

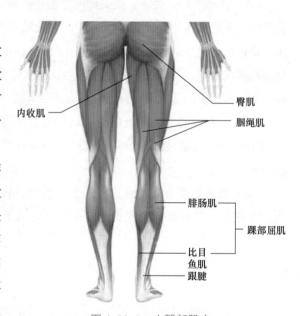

图 4-11-1　人腿部肌肉

定结构，速度训练易发生腘绳肌的扭伤、撕裂等形式的损伤，如图 4-11-1 所示。

二、腘绳肌的组成

腘绳肌即股后肌群，位于大腿后侧，是主要的屈膝肌群之一，由股二头肌、半腱肌、

半膜肌组成。这些肌肉共同的起点位于骨盆的坐骨结节。其中股二头肌由两部分组成，除起自坐骨结节的一个头外，另一个头起点在股骨上，位置偏外下方向。所有的这些肌肉均跨越膝关节，半腱肌和半膜肌向下止于胫骨内侧，而股二头肌止于膝关节外侧的腓骨头，如图 4-11-2 所示。

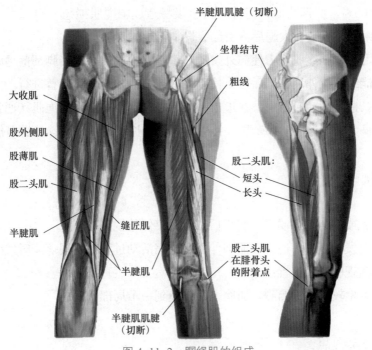

图 4-11-2　腘绳肌的组成

三、腘绳肌的功能

腘绳肌的主要功能是伸直髋关节和屈曲膝关节。在实际人体运动中，腘绳肌承担着非常复杂的功能。

以行走为例，来分析腘绳肌的功能，见表 4-11-1。

表 4-11-1　腘绳肌的功能

功能 / 平面	阶段一减速（制动）	阶段二（过渡）	阶段三加速（促进）
矢状面	脚跟落地前，协助减速膝关节的伸展	协助膝和髋的稳定	脚跟离地时，加速膝关节的屈曲
冠状面	协助腰椎—骨盆—髋联合的稳定	协助使膝和髋在中立站姿时保持稳定	在推进阶段，向心收缩，协助髋关节外展
水平面	脚跟落地过程中，协助减速膝关节的内旋		在脚跟离地过程中，协助膝和髋的外旋

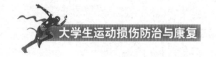

四、腘绳肌损伤机制

腘绳肌撕裂或者腘绳肌损伤简单地说就是一组或多组腘绳肌肌肉出现损伤。腘绳肌和与其相拮抗的肌群——股四头肌（大腿前方的肌群）相比是较弱的。如果腘绳肌的肌力不足股四头肌的 60%，股四头肌的过分用力就极易造成腘绳肌损伤。损伤后，每当腘绳肌突然剧烈地收缩时，就会在大腿后方引起突发、剧烈的疼痛。

在短跑练习中，腘绳肌努力使向外摆动的小腿胫骨减速。而当脚部落地时，腘绳肌的功能则是尽可能地牵拉伸展髋部后方，使髋关节伸直。如此轮流交替进行，才使另一条腿得以迈向前方。这个运动时相中，在迈出脚落下打在地面之前，腘绳肌（通常是股二头肌部分）由于被最大幅度地活动和牵拉（接近最大肌肉长度）而变得容易受损伤。

五、典型症状

（1）在短跑或高速跑运动中，腿部后方出现突然的锐痛；

（2）腘绳肌发生痉挛，通常在肌肉伸展和收缩活动过程中出现疼痛时发生；

（3）局部出现肿胀和瘀青；

（4）如果发生较严重的撕裂，肌腹上可以摸到一个局部凹陷。

六、腘绳肌损伤程度分级、表现及治疗

1. I 度损伤（轻微肌肉撕裂）

（1）大腿后方有紧绷感；

（2）可进行正常的工作，但会略有不适感；

（3）局部轻微的肿胀；

（4）俯卧平躺时，抗阻屈曲膝关节会有不适感，但不一定会引起较大的疼痛。

第一阶段（损伤早期 1～2 天）：休息，停止任何可能引起疼痛的活动。坐卧时尽量抬高患腿；使用冰敷冷疗，加压固定，在医生的指导下，可适当使用消炎止痛药及肌松药；在专业指导下进行康复训练。

第二阶段（损伤 2～4 天以后）：从冰敷变为热敷，特别是在开始伸展及肌力训练之前使用；在专业指导下进行康复训练，康复训练后冰敷、按摩放松。

2. II 度损伤（肌肉纤维部分撕裂）

（1）较严重的损伤会出现走路跛行；

（2）活动时偶尔会突发刺痛；

（3）可发现局部肿胀；

（4）局部按压加重疼痛；

（5）抗阻屈曲膝关节引起疼痛；

（6）有可能无法完全伸直膝关节。

第一阶段（损伤早期1～3天）：休息，尽可能地多坐、多躺，并抬高患肢；冰敷冷疗，加压固定，在医生指导下，可适当使用消炎止痛药及肌松药。

第二阶段（损伤后4～7天）：交替使用热敷和冷敷在专业指导下进行康复训练；康复训练后冰敷、按摩放松。

第三阶段（损伤后7～14天）：在康复训练开始前热敷，放松腘绳肌；在专业指导下进行康复训练，康复训练后冰敷、按摩放松。

第四阶段（损伤14天以后）：康复训练前热敷10分钟；在专业指导下进行康复训练，康复训练后冰敷、按摩放松。

3．Ⅲ度损伤（肌纤维完全断裂）

（1）走路严重受限，甚至需要拐杖帮忙才能行走；

（2）活动时，特别在屈膝过程中出现剧烈疼痛；

（3）局部肿胀非常明显。

第一阶段（损伤早期1～7天）：即刻寻求医疗救助。R.I.C.E（休息、冰敷、加压、抬高患肢），合理使用拐杖；在专业指导下进行康复。

目标：尽早恢复到全负重状态下活动。

第二阶段（损伤后7～14天）：进行热敷，当急性损伤出血控制后，可以进行运动按摩。

在专业指导下进行康复训练，训练后进行冰敷、按摩。

第三阶段（损伤后2周～1月）：在专业指导下进行康复训练，训练后进行冰敷、按摩。

第四阶段（损伤1月以后）：康复训练前热敷，在专业指导下进行康复训练，训练后进行冰敷、按摩。

七、思考题

腘绳肌的损伤机制是什么？

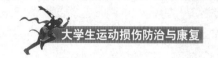

第五章　运动损伤急救处理方法

【学习目标】

◆知识目标

使学员掌握运动损伤与急救的基本理论和基础知识，为其合理应对运动损伤、运动损伤急救提供科学理论指导。

◆能力目标

使学员掌握各种运动损伤的现场急救处理方法。

◆素养目标

培养学员的急救意识与紧急处理能力。

【本章重点】

出血的急救

骨折的急救

关节脱位的急救

心肺复苏操作法

伤员搬运方法

第一节　急救基础知识与原则

一、运动损伤急救概述

运动损伤的急救是指在运动现场对受伤的人员进行紧急处理，属于损伤救治过程中一个非常重要的环节。急救处理的正确与否直接关系到患者的生存率与致残率。因而，无论何种急性损伤，做好现场急救都是十分重要的。急救人员必须准确地把运动员从场地抢救出来，分秒必争地采取紧急措施，并安全地将伤员送到有关医疗单位。

急救的目的：急救是指对意外或突然发生的伤病事故，进行紧急的临时性处理。其目的是保护伤员的生命安全，避免再度损伤、防止伤口污染、减轻痛苦、预防并发症，并为伤病员的转运和进一步治疗创造条件。

二、运动损伤急救案例

体育运动能提高与发展学员的身体素质，但在体育运动过程中难免会遇到一些突发情况，比如身体大量出血导致休克、骨折、关节脱位等，在遇到诸如此类的运动损伤时，我们应该怎么办呢？所以掌握基础的急救知识会使我们更好地面对和处理运动时的突发状况。另外，我们还需掌握止血法、加压包扎法、骨折简易固定法、关节脱臼复位等急救措施，这些将会在后几节进行详细阐述。

如，遇到腿部大出血患者需要在伤处局部加压包扎或辅助结扎大腿中上 1/3 处。遇到单腿骨折周围没有可固定器械，可以将骨折肢体固定于健侧肢体上。

如，遇到昏迷伴呕吐患者，将伤者头部偏向一侧便于呕吐物排出，或者将伤者身体侧卧，便于呕吐物排出，预防呕吐导致误吸及呼吸道梗阻。

如，遇到脊椎损伤患者可将患者平放在硬担架或木板上，这样可以防止搬运时造成患者脊椎拉伸导致神经断裂，造成患者终身瘫痪。

三、运动损伤的急救原则与注意事项

急救时必须抓住主要矛盾，救命在先，做好休克的防治。骨折、关节脱位、严重软组织损伤或合并其他器官损伤时，伤员常因出血、疼痛而发生休克。在现场急救时，要注意预防休克，若发生休克，必须优先抢救。其次，急救必须分秒必争，力求迅速、准确、有

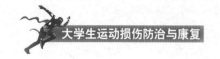
效，做到快救、快送医院处理。

四、现场的具体急救工作

1．初步诊断

（1）收集病史：首先扼要了解伤情，迅速加以分析，确定损伤性质、部位、范围，以便进一步重点检查。询问的内容包括受伤经过、受伤时间、受伤原因、受伤动作、伤员的自我感觉等。

（2）就地检查：包括全身状况观察和局部检查。检查要点如下：

①有无呼吸道阻塞、呼吸困难、紫癜、异常呼吸等现象；

②有无休克，检查时若发现呼吸急促，脉搏细弱，血压下降，面色苍白，四肢发凉出汗，提示有休克发生，应先抢救；

③有无伤口、外出血及内出血；

④有无颅脑损伤，凡神志不清的伤者，出现瞳孔改变、耳鼻道出血、眼结膜淤血及神经系统症状者，应疑有颅脑损伤；

⑤有无胸腹部损伤；

⑥有无脊髓周围神经损伤及肢体瘫痪等；

⑦有无肢体肿胀、疼痛、畸形及功能丧失等，以确定骨与关节损伤。

2．初步急救处理

止血、包扎、简易固定、心肺复苏术。

第二节　出血的急救

一、出血的分类

血液从损伤的血管外流称为出血。出血分为外出血和内出血两种。

外出血指血液从皮肤创口处向体外流出，是运动损伤中较为常见的一种。外出血按受伤血管不同，可分为动脉出血、静脉出血和毛细血管出血三类，但一般所见的出血多为混合型出血。

内出血指血液从损伤的血管内流出后向皮下组织、肌肉、体腔（包括颅腔、胸腔、腹腔和关节腔）及胃肠和呼吸器官内注入。内出血也分为三种：组织内出血、体腔出血和管腔出血。组织内出血有皮下组织、肌肉等出血。体腔出血有胸腔、颅内出血。管腔出血主要指胃肠道出血。内出血较外出血性质严重，因其初期不易被察觉而容易被忽视。

二、止血的方法

常用的止血法有冷敷法、抬高伤肢法、指压止血法、加压包扎法、包扎法、填塞止血法、止血带止血法。

现场急救常用的止血方法有多种，使用时可根据具体情况选用一种，也可以把几种止血法结合在一起应用，以达到最快、最有效、最安全的止血目的。下面介绍几种外出血常用的止血方法。

（1）直接指压止血法：用手指指腹直接压迫出血动脉的近心端。为了避免感染，宜用消毒敷料、清洁的手帕或清洁纸巾盖在伤口处，再进行指压止血。

（2）间接指压止血法：此法又称止血点止血法，是止血方法中最重要、最有效，且极简单的一种方法。压迫时用手指把身体浅部的动脉压在相应的骨面上，阻断血液的来源，可暂时止住该动脉供血部位的出血，适用于动脉出血，但只能临时止血。重要的止血点有6个，包括颞浅动脉止血点，颌外动脉止血点，锁骨下动脉止血点，肱动脉止血点，股动脉止血点，胫前、胫后动脉止血点。

不同部位止血操作如下：

头部出血：头部前额、颞部出血，要压迫颞浅动脉。其压迫点在耳屏前方，用手指摸到搏动后，将该动脉压在颞骨上，如图 5-2-1 所示。

面部出血：面部出血应压迫颌外动脉，其压迫点在下颌角前面约 1.5 厘米处，用手摸到搏动后将该血管压迫在下颚骨上，如图 5-2-2 所示。

上肢出血：肩部和上臂出血可压迫锁骨下动脉。在锁骨上窝、胸锁乳突肌外缘，用手指将该动脉向后内正对第一肋骨压迫，如图 5-2-3 所示。

前臂出血：前臂出血可压迫肱动脉，如图 5-2-4 所示。

大腿出血：压迫股动脉，按压点在腹股沟韧带中点处。

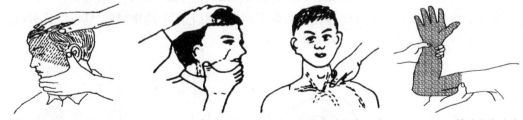

图 5-2-1　头部出血止血　图 5-2-2　面部出血止血　图 5-2-3　上肢出血止血　图 5-2-4　前臂出血止血

三、加压包扎法

有创口的可先用无菌纱布覆盖压迫伤口，再用三角巾或绷带用力包扎，包扎范围应比伤口稍大，在没有无菌纱布时，可使用消毒卫生巾、餐巾等代用。这是目前最常用的一种止血方法，此法适用小静脉和毛细血管出血的止血。

四、急救包扎法

作用：伤口包扎在急救中应用范围较广，可起到保护创面、固定敷料、支持伤肢、防止感染和止血、止痛的作用，有利于伤口早期愈合。

绷带包扎方法：环形包扎法、螺旋形包扎法、转折形包扎法、"8"字形包扎法、三角巾包扎法（头部包扎、大悬臂带、小悬臂带）。

环形包扎法：适用头额部、手腕和小腿下部等粗细均匀的部位。包扎时把绷带头斜放，用手压住，将绷带卷绕肢体包扎一圈后，再将带头的一个小角反折过来，然后继续绕圈包扎，后一圈压前一圈，包扎 3 ～ 4 圈即可，如图 5-2-5 所示。

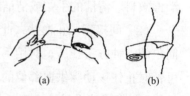

图 5-2-5 环形包扎法
（a）步骤一；（b）步骤二

手腕固定方法　踝关节的贴扎保护

螺旋形包扎法：用于包扎肢体粗细相差不多的部位，如上臂、大腿下段和手指等处。包扎时以环形包扎法开始，然后将绷带向上斜形缠绕，后一圈压前一圈的 1/2 ～ 1/3，如图 5-2-6 所示。

转折形包扎法：用于包扎前臂、大腿和小腿粗细相差较大的部位。包扎时从环形包扎法开始，然后用一个拇指压住绷带，将其上缘反折，后一圈压住前一圈的 1/2 ～ 1/3，每圈的转折线应互相平行。

"8"字形包扎法：多用于包扎肘、膝、踝等关节处，如图 5-2-7 所示。

从关节上方开始，先做环形包扎法，后将绷带斜形缠绕，一圈绕关节的上方，一圈绕下方，两圈在关节凹面交叉，反复进行，逐渐远离关节，每圈压住前一圈的 1/2 ～ 1/3。

从关节下方开始，先做环形包扎，后由下而上、由上而下地来回做"8"字形缠绕。逐渐靠拢关节，最后以环形包扎法结束。

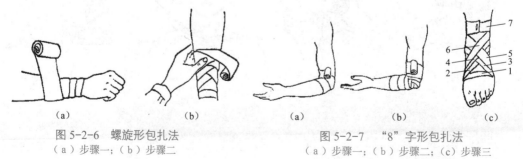

图 5-2-6 螺旋形包扎法
（a）步骤一；（b）步骤二

图 5-2-7 "8"字形包扎法
（a）步骤一；（b）步骤二；（c）步骤三

三角巾包扎法：头部包扎法、大悬臂带、小悬臂带，如图 5-2-8、图 5-2-9 所示。

头部包扎法：三角巾底边置于前额，顶角在后，将底边从前额绕至头后，压住顶角并打结。若底边较长，可在枕后交叉再绕至前额打结。最后把头角拉紧并向上翻转固定。

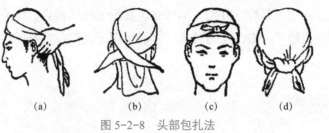

头部包扎法

图 5-2-8　头部包扎法
（a）步骤一；（b）步骤二；（c）步骤三；（d）步骤四

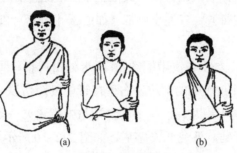

三角巾上肢包扎

图 5-2-9　悬臂带
（a）大悬臂带；（b）小悬臂带

大悬臂带：大悬臂带用于除锁骨和肱骨骨折以外的上肢损伤。将大三角巾顶角放在伤肢后，一底角放在健侧肩上，肘关节屈曲 90 度放在三角巾中央，下底角上折，包住前臂并在颈后与上方底角打结。最后把肘后的顶角折在前面，用别针固定。

小悬臂带：用于锁骨和肱骨骨折。将大三角巾叠成四横指宽的宽带，中央放在伤侧前臂的下 1/3 处，两端在颈后打结。

包扎注意事项：

包扎时应做到动作轻巧，不要碰撞伤口，以免增加出血量和疼痛。接触伤口面的敷料必须保持无菌，以免增加伤口感染的机会。包扎要快且牢靠，松紧度要适宜，打结避开伤口和不宜压迫的部位。包扎一般用绷带和三角巾。绷带包扎应从伤处的远心端到近心端，尽可能使四肢指（趾）端外露，以便观察末梢血液循环的情况，包扎结束时，绷带末端用黏膏固定。

五、填塞止血法

填塞止血法通过将纱布塞入腔内，外用无菌纱布包扎绷带加压固定，通过适当的压力而使破裂的微小血管收缩，起到止血的效果。

填塞止血法临床上主要用于脓肿切开引流术后，以及皮脂腺囊肿切除后，还有脂肪瘤切除术后，适用颈部和臀部较大较深的伤口；先用镊子夹住无菌纱布塞入伤口，如一块

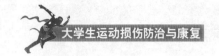
纱布止不住出血，可再加纱布，最后用绷带或三角巾绕颈部至对侧臂根部包扎固定。由于瘤子切除以后剩一个较大的空腔，但是没有明确的血管破裂出血，没法通过结扎或缝扎止血，只有采用将纱布塞入残腔，外用无菌纱布包扎绷带加压固定，压迫微小血管破裂收缩止血。这种方法止血效果一般、压力较小，不能运用于动脉或静脉的破裂出血，只能适用微小创面破裂出血。

六、止血带止血法

止血带止血法只适用四肢大出血，当其他止血法不能止血时才用此法。止血带有橡皮管止血带（橡皮条和橡皮带）、气性止血带（如血压计袖带）和布条止血带。其操作方法各不相同。

（1）橡皮管止血带：左手在离带端约 10 厘米处由拇指、食指和中指紧握，使手背向下放在扎止血带的部位，右手持带中段绕伤肢一圈半，然后把带塞入左手的食指与中指之间，左手的食指与中指紧夹一段止血带向下牵拉，使之成为一个活结，外观呈 A 字形，如图 5-2-10 所示。

止血

（2）气性止血带：常用血压计袖带，操作方法比较简单，只要把袖带绕在扎止血带的部位，然后打气至伤口停止出血。

（3）布条止血带：将三角巾折成带状或将其他布带绕伤股一圈，打个蝴蝶结；取一根小棒穿在布带圈内，提起小棒拉紧，将小棒依顺时针方向绞紧，将绞棒一端插入蝴蝶结环，最后拉紧活结并与另一头打结固定。

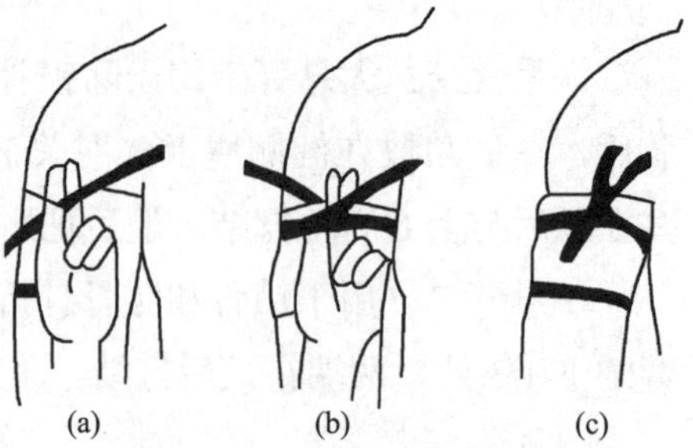

图 5-2-10　橡皮管止血带止血
（a）步骤一；（b）步骤二；（c）步骤三

七、使用止血带的注意事项

（1）部位：先将患肢抬高然后上止血带，止血带应缚在出血部的近心端。上臂外伤大出血应扎在上臂上 1/3 处，前臂或手部大出血应扎在上臂下 1/3 处，下肢外伤大出血应扎在股骨中下 1/3 交界处。

（2）衬垫：使用止血带的部位应有衬垫，否则会损伤皮肤。止血带可扎在衣服外面，把衣服当衬垫。

（3）松紧度：应以出血停止、远端摸不到脉搏为合适。过松达不到止血目的，过紧又会损伤组织。

（4）时间：缚上止血带后上肢应每半小时、下肢应每 1 小时放松一次，放松时间 1～2 分钟，以免引起肢体缺血坏死。

八、思考题

头部出血要压迫什么动脉？

第三节　骨折的急救

一、骨折概述

骨折是指骨的完整性及连续性断裂。骨折急救的目的，是在现场急救中用简单而有效的方法抢救生命，保护患肢，把伤者能安全迅速地运送至医院。

二、骨折的原因与分类

1. 骨折的原因

引起外伤性骨折的暴力，按其作用的性质和方式可分为直接暴力、传达暴力、牵拉暴力和积累性暴力四种。

（1）直接暴力：骨折发生于暴力直接作用的部位，如跌倒时膝盖直接撞击于地面引起髌骨骨折。

（2）传达暴力：骨折发生在暴力作用点以外的部位，如跌倒手掌撑地，由跌倒时的冲力所引起的地面反作用力沿上肢向上传导，可引起舟状骨或桡骨远端、尺骨与桡骨干、肱骨骨折等。这是最常见的骨折原因。

（3）牵拉暴力：由于不协调的、急剧猛烈的肌肉收缩或韧带突然紧张而引起附着部的撕脱骨折，如股四头肌猛烈收缩引起髌骨或胫骨的撕脱骨折。

（4）积累性暴力：多次或长期积累性暴力作用引起骨折，也称疲劳性骨折，如反复跑跳或长途行军引起第二跖骨颈或腓骨的疲劳性骨折等。

2. 骨折的分类

骨折按周围软组织的病理情况分为以下几类：

（1）闭合性骨折：骨折处皮肤或黏膜完整，骨折断端与外界不相通。

（2）开放性骨折：骨折锐端穿破皮肤，直接与外界相通。这种骨折容易感染，继而发生骨髓炎与败血病。

骨折根据断裂的程度，可分为以下几类：

（1）不完全骨折：骨的连续性未完全破坏，或骨小梁的一部分连续中断。因儿童的骨

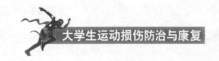

质较软而韧，不易完全断裂，像幼嫩的树枝折断，又称青枝骨折。

（2）完全骨折：整个骨的连续性，包括骨外膜完全破裂者。骨折端可以保持原位（无移位），也可移位而形成重叠、分离、旋转、成角、侧方移位等。

按手法复位外固定后稳定性分为以下几类：

（1）稳定骨折：如骨折面横断或近平横断有锯齿的斜折，经反复固定后，不易再移位。

（2）不稳定骨折：如斜面骨折、螺旋骨折、粉碎骨折等，经反复外固定后，易再移位。

三、骨折的症状与体征

1．疼痛

骨折当时疼痛较轻，随后即加重，活动受伤肢体则更疼，持续剧痛可引发休克。

2．肿胀和皮下淤血

骨折时骨及周围软组织的血管破裂，发生局部出血和肿胀。若软组织较薄，骨折的部位表浅，血肿渗入皮下，形成青紫色的皮下瘀斑，也可随血液沿肌间隙向下流注，在远离骨折处出现瘀斑。

3．功能障碍

因疼痛、肌肉痉挛、骨杠杆作用破坏和周围软组织损伤等，肢体不能站立、行走或活动。

4．畸形

完全骨折时，常因暴力作用和肌肉痉挛使骨折断端移位，出现伤肢缩短、成角或旋转等畸形。

5．异常活动或骨摩擦音

四肢长骨完全骨折时，在非关节处出现异常活动；轻微移动肢体时，因断端互相摩擦而出现摩擦音，这是完全骨折的特有征象。检查时应小心谨慎，以免加重损伤和加重伤员的痛苦。

6．压痛和震痛

骨折处有敏锐的压痛，有时轻轻叩击远离骨折的部位，在骨折处也出现疼痛。

7．X线拍片

骨折裂痕、断裂或粉碎，X线拍片是最具权威性的确诊方法。

四、骨折急救原则

（1）就地固定：骨折后及时固定可避免断端移动，防止加重损伤。固定时必须先牵引再上夹板，使伤肢处于较为稳定的位置，可减少疼痛，便于伤员转运。未经固定，不可随意移动伤员，尤其是大腿、小腿和脊柱骨折的伤员。

（2）先止血再包扎伤口：伤口有出血时先止血，可根据情况选择适宜的止血方法。有穿破骨折的患者应先清洗伤口，再用消毒巾包扎，以免感染。争取在 12 小时以内送达医院施行手术，并注射破伤风血清 1 500 IU 以预防破伤风。暴露在伤口外的骨折端，未经处理一定不要复回，应敷上清洁纱布，包扎固定后急送医院处理。

五、骨折现场急救方法

（1）现场急救，首先要及时止血和治疗休克，骨折后引起休克的重要原因是出血、疼痛和内脏损伤，一般出血多数可用纱布等消毒物品在伤口处加压包扎止血，如果现场没有消毒物品，可用干净的手帕或衣服等包扎，四肢大出血可用止血带在伤口上端进行止血，止血带扎在衣服外面，时间一般不超过 1 小时；时间长时，结扎 1 小时，松 1 ～ 2 分钟见到伤口渗血时再扎上。如果没有止血带，可用布带等物代替。

（2）现场急救中，对疑为骨折的伤员，可做临时固定，目的是防止因骨折断端活动而造成新的损伤。减轻疼痛，预防休克，这对骨折的治疗起到重要的作用。临床固定的范围应包括骨折处的上、下两关节，对开放性骨折（骨折断端穿出皮肤）必须先行止血、包扎，再固定骨折肢体，固定的材料可用绷带、棉垫、木夹板等，也可采用树枝、竹杆、木棍、纸板、书卷、雨伞、衣服、腰带等为代用品，固定夹板与肢体之间要加棉垫、衣片等衬垫，防止皮肤受压损伤；四肢固定要露出指、趾尖，便于观察血液循环。固定完成后，如出现指、趾苍白、青紫，肢体发凉、疼痛或麻木，表明血液循环不良。应立即检查原因，如为缚扎过紧，需放松缚带或重新固定。

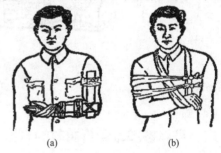

图 5-3-1　骨折固定（一）
（a）直角夹板；（b）固定在躯干上

（3）妥善地固定是骨折急救处理时最重要的一项（图 5-3-1 ～图 5-3-5），急救临时固定的目的有三个：

①避免骨折再次损伤血管神经；

②固定后可以缓解疼痛，有利于防止休克；

③便于迅速地搬运伤员。

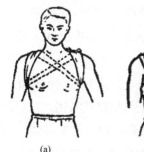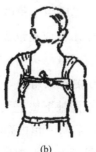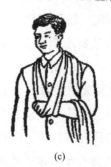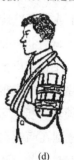

（a）　　　　　（b）　　　　　（c）　　　　　（d）

图 5-3-2　骨折固定（二）
（a）锁骨骨折的"8"字形包扎法；（b）锁骨骨折的两肩双环包扎法；（c）未上夹板之前肱骨中段骨折包扎法；
（d）已上夹板之后肱骨中段骨折包扎法

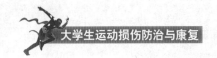
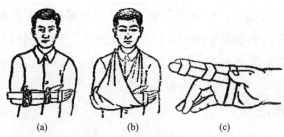

图 5-3-3 骨折固定（三）

（a）前臂骨折固定法一；（b）前臂骨折固定法二；（c）指骨骨折固定法

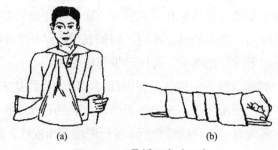

图 5-3-4 骨折固定（四）

（a）前臂骨折固定法；（b）手腕部骨折固定法

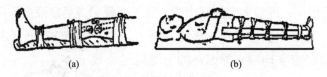

图 5-3-5 骨折固定（五）

（a）髌骨骨折固定法；（b）小腿骨折夹板固定法

六、身体各部位骨折急救的方法

（1）前臂骨折：用一块从肘关节至手掌长度的木板或用一本 16 开杂志，放在伤肢外侧，以绷带或布条缠绕固定，注意留出指尖，然后用三角巾把前臂悬吊胸前。

（2）上臂骨折：把长达肩峰至肘尖的衬垫木板或硬纸板放在伤肢外侧，以绷带或布条缠绕固定，注意留出指尖，然后用三角巾把前臂悬吊胸前。若无固定器材，可利用躯干固定，将上臂用皮带或布带固定在胸部，并将伤侧衣襟角向外上反折，托起前臂后固定。

（3）锁骨骨折：可用三角巾固定法，先在两腋下垫上大棉垫或布团，然后用两条三角巾的底边分别在两腋窝绕到肩前打结，再在背后将三角巾两个顶角拉紧打结。

（4）肋骨骨折：可用多头带固定，先在骨折处盖上大棉垫或折叠数层的布，然后让伤员呼气后屏息，将多头带在健侧胸部打结固定。

（5）大腿骨折：将一块相当于从足跟至腋下长度的木板放在伤肢外侧，然后用 6 ～ 7

条布带扎紧固定。

（6）小腿骨折：可用两块由大腿至足跟长的木板，分放于小腿内、外侧，或仅用一块木板放于大腿、小腿外侧，然后用绷带缠绕固定。

（7）胸腰椎骨折：患者不宜站立或坐起，以免引起或加重脊髓损伤，抬动患者时不要让患者的躯干前屈，必须仰卧在担架或门板上运送。

（8）颈椎骨折：患者头仰卧固定在正中位（不垫枕头）。两侧垫卷叠的衣服，防止颈部左右转动。勿要轻易搬动，否则会引起脊髓压迫的危险，发生四肢与躯干的高位截瘫，甚至死亡。

七、治疗方案

治疗要使受伤的肢体最大限度地恢复功能。治疗方法主要包括复位、固定和康复训练。

八、复位

顾名思义，将发生移位的骨骼断端恢复正常的位置，促进骨骼正确愈合。不需要手术的复位称为闭合复位。

九、固定

复位之后，多数骨折需要固定，以阻止骨折移位、减少疼痛和促进正确愈合。常用的固定工具包括石膏、夹板、支具、牵引等，这些固定方法称为外固定。有时，需要通过手术使用钉、板、螺钉、棒、黏胶等器械来固定骨折，称为内固定。在石膏或夹板去除之后，骨折部位通常会出现持续数周的僵硬、肿胀。

十、思考题

现场骨折急救的原则是什么？

第四节　关节脱臼的急救

一、关节脱臼概述

关节脱臼又名关节脱位，关节脱位是指组成关节的各骨的关节面失去正常的对应关

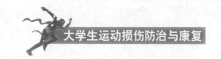

系，临床上可分损伤性脱位、先天性脱位及病理性脱位。关节脱位后，关节囊、韧带、关节软骨及肌肉等软组织也有损伤。另外，关节周围肿胀，可有血肿，若不及时复位，血肿机化，关节粘连，使关节不同程度丧失功能。

本病多数是外伤性脱位，也有先天性和病理性脱位。常见的关节脱位有肘关节脱位、肩关节脱位、髋关节脱位和下颌关节脱位等。关节脱位只有当关节囊、韧带和肌腱等软组织撕裂或伴有骨折时方能发生脱位，具有一般损伤的症状和脱位的特殊性表现。受伤后，关节脱位、疼痛、活动困难或不能活动。如果力量足够，绝大多数骨头能从其关节处被拉开和碰开。如在进行篮球运动时学员被球击打在手指末端，关节就可脱位。关节脱位通常影响体育运动，如踝、膝、髋、腕、肘等关节，但最常见的是肩和手指关节。不活动的关节，如在骨盆的关节，当使关节固定在一起的韧带被牵拉或撕裂时，也能被分开。人体在运动或活动过程中向侧方位跌倒，如肩关节着地或受到撞击，引起肩关节脱位。训练过程中用力不当或瞬间爆发力，导致关节面解剖结构改变，踢球时发生髋关节或者膝关节脱位。

二、各关节应急处理

1. 肘关节脱位

在全身各关节脱位中，肘关节脱位最为多见。特别是学员在运动过程中，受到间接暴力伤害所致。例如，突然跌倒时上肢外展、手掌着地，暴力沿前臂向上传递，肱骨前下端受身体重力作用突破薄弱的关节囊前壁，向前移动，导致肘关节脱位。受伤后患者表现为肘关节肿胀、疼痛、畸形明显，前臂缩短，肘关节周径增粗，肘前方可摸到肱骨远端，肘后可触到尺骨鹰嘴，肘关节弹性固定于半伸位，如图5-4-1所示。

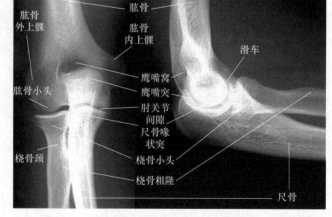

图 5-4-1　肘关节脱位

（1）应急救援措施：发生肘关节脱位时，如果现场无救助者，伤员自身根据肘关节的伤情判断为关节脱位，不要强行将处于半伸位的伤肢拉直，以免引起更大的损伤。可用健侧手臂解开衣扣，将衣襟从下向上兜住伤肢前臂，系在领口上，使伤肢肘关节呈半屈曲位固定在前胸部，再前往医院接受治疗。有人救助时，若救助人员对骨骼不十分熟悉，不能判断关节脱位是否合并骨折时，不要轻易实施肘关节脱位的方法复位，以防损伤血管和神经，可用三角巾将伤员的伤肢呈半曲位悬吊固定在前胸部。

（2）肘关节脱位手法复位：伤员呈坐位，助手握住上臂做对抗牵引。治疗者一手握患者腕部，向原有畸形方向持续牵引，另一只手手掌自肘前方向肱骨下端向后推压，其余四指在肘后将鹰嘴突向前提拉，即可使肘关节复位。复位后将肘关节屈曲90度，用三角巾悬吊于胸前，或用长石膏托固定。2～3周后去除外固定，辅以积极的功能锻炼，以恢复肘关节的功能。

2. 肩关节脱位

肩关节脱位按肱骨头的位置分为前脱位和后脱位。肩关节前脱位者很多见，常因间接暴力所致，如跌倒时上肢外展外旋，手掌或肘部着地，外力沿肱骨纵轴向上冲击，肱骨头自肩胛下肌和大圆肌之间薄弱部撕脱关节囊，向前下脱出，形成前脱位。肱骨头被推至肩胛骨喙突下，形成喙突下脱位，如暴力较大，肱骨头再向前移致锁骨下，形成锁骨下脱位。后脱位很少见，多由于肩关节受到由前向后的暴力作用或在肩关节内收内旋位跌倒时手部着地引起。后脱位可分为肩胛冈下和肩峰下脱位，肩关节脱位如在初期治疗不当，可发生习惯性脱位，如图5-4-2所示。

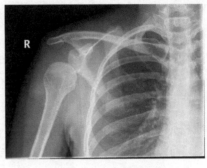

图 5-4-2　肩关节脱位

（1）临床表现。

①伤肩肿胀、疼痛，主动和被动活动受限。

②患肢弹性固定于轻度外展位，常以健手托患臂，头和躯干向患侧倾斜。

③肩三角肌塌陷，呈方肩畸形，在腋窝、喙突下或锁骨下可触及移位的肱骨头，关节盂空虚。

（2）肩关节复位法：通常让患者保持仰卧姿势，急救者立于患者一侧，如条件许可，可在患者腋窝处垫上棉垫等细软之物，急救者将同侧脚跟置放在患者腋下靠胸壁处，并紧握患肢手臂、手掌做徒手牵引，同时以脚跟顶住腋部形成反牵引力。牵引动作应持续、均匀。待患者肩部肌肉松弛后，急救者再将患肢做内收、内旋动作，此时，肱骨头便会经关节囊的破口滑入肩盂，往往可听到响声，表明复位成功。肩关节复位后还须固定。如单纯肩关节脱位，只要将患肢呈90度，用三角巾悬吊于胸前，一般3周即可。如果患者关节囊破损明显，或肩周肌肉被撕裂，则应将患肢手掌搭在对侧肩部，肘部贴近胸壁，用绷带固定在胸壁。在患肢固定期间，须活动患侧手腕和手指。在解除固定后，鼓励患者主动锻炼肩关节各功能，常可通过弯腰垂臂、旋转和带臂上举等方式加大肩关节活动范围。但活动应循序渐进。如果再配以理疗，肩关节功能将恢复得更快。肩关节复位法如图5-4-3所示。

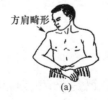

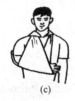

方肩畸形

（a）　　　　　　　　（b）　　　　　　　　（c）

图 5-4-3　肩关节复位法

（a）肩关节前脱位的姿势及方肩畸形；（b）肩关节前脱位的临时固定；（c）肘关节后脱位的临时固定

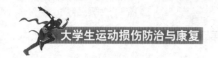

三、关节脱位西医治疗方法

1. 治疗原则

对关节脱位的治疗原则主要分为三步。

（1）复位。以手法复位为主，时间越早，复位越容易，效果越好。但应由有经验的专科医生进行复位。

（2）固定。复位后，将关节固定在稳定的位置上，使受伤的关节囊、韧带和肌肉得以修复愈合。固定时间为 2～3 周。

（3）功能锻炼。固定期间应经常进行关节周围肌肉的舒缩活动、患肢其他关节的主动运动，以促进血液循环、消除肿胀；避免肌肉萎缩和关节僵硬。

2. 常见治疗方法

（1）肩关节脱位：大多为后脱位，除老年肌肉松弛之新鲜脱位外，一般均需麻醉后或肌松弛下进行复位，常用手法如下：

①希氏法。伤员仰卧位，术者立于伤侧，用靠近患肢术者一侧的足跟置于患肢腋窝部，于胸壁和肱骨关节之间做支点，握患肢前臂及腕部顺其纵轴牵引。达到一定牵引力后，轻轻摇动或内、外旋其上肢并渐向躯干靠拢复位。

②牵引上提法。坐位，助手握患肢腕部顺应其患肢体位向下牵引，用固定带或另一助手将上胸抱住固定。牵引 1 分钟后，术者用双手中指或辅以食指在腋下提移位肱骨头向上外复位。操作时不可粗暴，以免引起肱骨外科颈骨折，复位后 X 线摄片检查完全复位后，用胶布或绷带做对肩位固定 3 周。手法复位不成功则去进行手术开放复位，习惯性脱位时，可做修补术。

（2）肘关节脱位：平卧位，助手固定患肢上臂做对抗牵引，术者握其前臂向远侧顺上肢轴线方向牵引。复位后上肢石膏托固定于功能位 3 周。

四、思考题

关节脱位的治疗原则是什么？

第五节　心肺复苏术

一、概述

心肺复苏（Cardio Pulmonary Resuscitation，CPR），既是专业的急救医学，也是现代救护的核心内容，是最重要的急救知识技能。它是一项通过胸外心脏按压和人工呼吸抢救心脏停搏患者生命的一系列急救措施。急性呼吸停止和心脏停搏，使脑得不到血液和氧以维护其正常功能，患者处于死亡状态，CPR 通过心脏按压可以为患者建立临时的人工血液循环，保证心脏、脑等重要器官的血液供应，从而挽救患者的生命。

二、心肺复苏基础知识

在日常生活中，心脏急症是发生心搏骤停最常见的原因，如在训练中发生意外伤害及严重创伤等都可导致呼吸、心搏骤停。一旦发现发生心搏骤停者，必须争分夺秒，采取现场心肺复苏，才有可能挽救心搏骤停者生命。

三、实施心肺复苏的紧迫性

众所周知，人体内是没有氧气储备的。正常的呼吸通过川流不息的血液循环将氧送至全身各处。由于心跳呼吸的突然停止，使得全身重要脏器发生缺血缺氧，尤其是大脑。因此，呼吸心搏骤停后的 4 分钟称为急救的"黄金 4 分钟"。4 分钟之内开始心肺复苏，存活率为 50% 左右，错过最佳抢救时间即使有幸生还，脑细胞也会受到不可逆性受损。每耽误 1 分钟，成功率下降 7% ~ 10%，所以心肺复苏是越早进行越好。

四、终止心肺复苏的时间

何时终止心肺复苏是一个涉及医疗、社会、道德等诸方面的问题。不论什么情况下，终止 CPR 的决定权都应在医生或由医生组成的抢救组的首席医生手中。医生必须清楚地了解伤病员的情况，反复评估呼吸循环体征。这其中主要包括进行 CPR 已有多长时间、除颤的次数及效果、原发病、心搏骤停前状态等情况。现在国际上已经有一个明确的规定，包括高级生命支持在内的有效连续抢救超过 30 分钟以上，伤病员仍未出现自主循环，施救者已经精疲力竭，则可以停止复苏。但是，在某些情况下也可适当延长 CPR，如伤病员身体基本状况较好，猝死的原因属于意外事故，如溺水，尤其是溺入冰水。

五、心肺复苏"生存链"

1. 心肺复苏生存链的概念

虽然"生存链"是最近十几年才在国际上出现的一个重要的急救专用名词，但它很快被社会、专家和公众接受。它是针对现代生活区域、生活模式而提出的以现场"第一目击者"为开始，至专业急救人员到达进行抢救的一个系列而组成的"链"。"生存链"的普

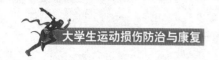

及、实施越广泛，危急患者获救的成功率就越高。心肺复苏生存链是指发生心搏骤停时，维持患者生命的五个环节，如图 5-5-1 所示。

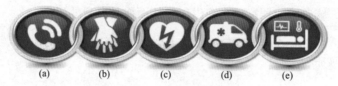

图 5-5-1　心肺复苏生存链
（a）识别和启动应急反应系统；（b）即时高质量心肺复苏；（c）快速除颤；
（d）基础及高级急救医疗服务；（e）高级生命维持和骤停后护理

2．生存链的五大环节

第一环节：识别、求救期。即早发现如胸痛、气短等心脏性猝死的征兆。这个环节包括对患者发病时最初的症状进行识别，鼓励患者自己意识到危急情况。

第二环节：早期心肺复苏。第二环节是现场急救人员发现心搏骤停者后应立即开始心肺复苏，如在医院急救人员到达前，救护员就已开始心肺复苏，生存率会成倍增加。

第三环节：早期电除颤。第三个环节即快速除颤。自动体外除颤器（AED），对提高院外心搏骤停者的生存机会起关键作用。AED 方便使用、操作简单，可自动分析患者的心律，一旦发现需要除颤，便自动开始充电，然后通知救护人员按下键钮行电除颤。电击后救护员立即进行 2 分钟心肺复苏，再评价患者心率情况。

第四环节：早期高级生命支持。第四环节是专业医疗救援队接替应急救护人员。一般需由 2 人以上组成的院前急救小组对心搏骤停者提供更有效的生命支持。

第五环节：心搏骤停后综合救治。第五环节即使已出现自主循环恢复，仍要强调多学科综合优化救治，从心搏骤停识别开始，经 CPR 后一系列救治，直至患者存活出院。

对应急救护而言，第一、第二环节非常重要和关键。未经培训的现场人员，可以在电话指导下直接做单纯胸外心脏按压；受过急救培训的救护员可使用 AED 在现场实施电除颤。后两个环节由专业急救人员操作或在医院内进行。

六、心肺复苏的操作程序及方法

心肺复苏的操作程序：判断识别→呼叫→心肺复苏体位→人工循环→开放气道→人工呼吸→复原体位→评估患者，如图 5-5-2 所示。

1．判断识别

如果判断识别患者无意识、无呼吸（或叹息样呼吸），应立即将患者置于心肺复苏体位（去枕仰卧位），按顺序做 CPR。准确地判断患者心跳、呼吸停止需要救护员有迅速反应的能力，判断必须迅速。

（1）判断意识：救护员在患者身旁快速判断其有无损伤和反应，判断成人意识可轻拍患者双肩，并大声呼叫："你怎么了？"患者无动作或应答，即判断为无意识。

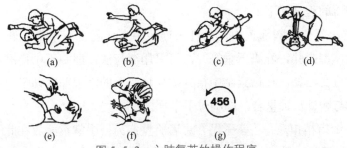

图 5-5-2　心肺复苏的操作程序
（a）判断意识；（b）呼救（打 120）；（c）摆放仰卧体位；（d）胸外按压 30 次；
（e）开放气道（仰头举颏法）；（f）人工吹气 2 次；（g）重复"456"步

（2）判断呼吸：如果患者无意识，应立即检查患者有无呼吸。如患者为俯卧位，先将其翻转为仰卧位再检查呼吸。保持患者呼吸道通畅，采用"听、看、感觉"的方法判断呼吸，检查时间约 10 秒。

2．呼叫、求救

当患者无呼吸、无意识（或叹息式呼吸）时，应立即高声呼叫：

（1）快来人呀，有人晕倒了！

（2）我是救护员！

（3）请先生（女士）帮忙拨打 120，如果有除颤仪请取来。

（4）有会救护的请帮忙。

在拨通急救电话后，要清楚地回答急救接线员的询问，并进行简要说明。

3．心肺复苏体位

如果急救人员判断无反应、无呼吸或是异常呼吸，将患者置于心肺复苏体位。

（1）救护员在实施心肺复苏技术时，根据现场具体情况，选择位于患者一侧，将两腿自然分开与肩同宽跪贴于患者的肩、胸部，有利于实施操作。

（2）将伤员的头偏向外侧，双上肢向头部方向伸直。

（3）将伤员远离救护员一侧的小腿放在另一侧腿上，两腿交叉。

（4）救护员一只手托住伤员的后头颈部，另一只手插入远离救护员一侧伤员的腋下或胯下。

（5）将伤员整体地翻转向救护员侧（保持脊柱中立位）。

（6）伤员翻转为仰卧位后，再将伤员上肢置于身体两侧。

若伤病员没有意识，但有呼吸和循环，为了防止呼吸道被舌后坠或黏液及呕吐物阻塞引起窒息，应将伤病员翻转成侧卧体位（复原卧位），分泌物容易从口中引流。体位应稳定，并易于伤病员翻转其他体位，保持通畅气道，超过 30 分钟，翻转伤病员到另一侧。

4．人工循环（胸外心脏按压）

复苏抢救的早期一般不必强调病因鉴别，不论何种病因的抢救过程基本相同。非专业急救人员无须根据脉搏、瞳孔异常等体征来确定是否需要心肺复苏，检查循环体征包括评价患者有无呼吸或异常呼吸、咳嗽情况，以及对急救同期后的活动反应。

胸外心脏按压的程度如下：

（1）确定按压部位：胸部正中，两乳头连线中点（胸骨下半部）处；难以准确判断乳头位置时（如体型肥胖、乳头下垂等），可采用滑行法，即一手中指沿患者肋弓下方向上方滑行至两肋弓交汇处，食指紧贴中指并拢；另一手的掌根部紧贴于第一只手的食指平放，使掌根横轴与胸骨长轴重合，即胸骨下半部。

（2）将双手十指相扣，一手掌紧贴在患者胸壁；另一手掌重叠放在此手背上，手掌根部长轴与胸骨长轴确保一致，用力压在胸骨上（双手掌根重叠，十指交叉，指尖翘起）。

（3）肘关节伸直，上肢呈一直线，双肩位于手上方，以保证每次按压的方向与胸骨垂直。如果按压时用力方向不垂直，会影响按压效果。

（4）按压深度：对正常体型的患者，按压胸壁下陷 5～6 厘米。

（5）每次按压后，放松使胸廓恢复到按压前位置，血液在此期间可回流到心脏，放松时双手不离开胸壁。连续 30 次按压，按压应保持双手位置固定，也可减少直接压力对胸骨的冲击，以免发生骨折。

（6）按压频率 100～120 次/分钟（按压时需双音节大声数出 01、02、03、04……30，在胸外按压中应努力减少中断，尽量不超过 10 秒）。

（7）按压与放松间隔比为 1∶1，可产生有效的脑和冠状动脉灌注压。按压时尽可能减少按压中断，同时观察患者面色反应。

（8）整体操作如图 5-5-3 所示。

5. 开放气道

使急救患者仰卧位，行 30 次心脏按压后并开通气道，保持气道通畅。如无颈部创伤，可采取仰头抬颏法开放气道。将一手置于患者前额加压，使头后仰，另一手抬起下颌，使下颌尖、耳垂的连线与地面呈垂直状态，以通畅气道。应清除患者口中的异物和呕吐物，患者义齿松动应取下。

（1）仰头举颏法（图 5-5-4）。救护员用一只手的小鱼际（手掌外侧缘）部位置于伤病员的前额，另一只手食指、中指并拢置于下颌将下颌骨上提，使头后仰，下颌角和耳垂的连线与地面垂直。

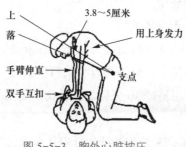

图 5-5-3　胸外心脏按压

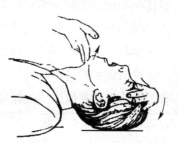

图 5-5-4　仰头举颏法

（2）托颌法（拉抬颌法）（图 5-5-5）。救护员将双手分别放置于伤病员头部两侧。握紧患者下颌角，用力向上托下颌。如患者紧闭双唇，可用拇指把口唇分开。如果需要行口对口呼吸，则将下颌持续上托，用面颊贴紧伤病员的鼻孔。此法适用怀疑有头、颈部创伤的患者。

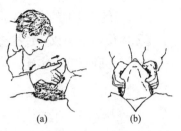

图 5-5-5　托颌法
（a）托颌法一；（b）托颌法二

6. 人工呼吸

开放气道后，首先进行 2 次人工呼吸，每次持续吹气时间 1 秒以上，保证足够的潮气量使胸廓起伏。两次人工通气后应该立即胸外按压。口对口呼吸是一种快捷有效的通气方法，施救者呼出气体中的氧气足以满足患者需求，但首先要确保气道通畅。施术者用置于患者前额的手拇指与食指捏住患者鼻孔，吸一口气，用口唇把患者的口全罩住，吹气，每次吹气应持续 1 秒以上，确保呼吸时有胸廓起伏，成人按压和通气的比例为 30 ∶ 2，交替进行，如图 5-5-6 所示。

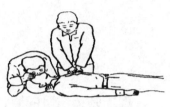

图 5-5-6　人工呼吸

7. 复原体位

（1）救护员位于伤病员一侧。

（2）救护员将靠近自身的伤病员手臂肘关节屈曲 90 度置于头部侧方，伤病员将远侧手臂弯曲置于其胸前。

（3）把伤病员远离救护员一侧的膝关节弯曲。

（4）救护员用一只手扶住伤员肩部，另一手扶住伤员的膝部，轻轻将伤员侧卧。

（5）将伤员上方的手置于面颊下方，防止面部朝下，打开气道将伤病员弯曲的腿置于伸直腿的前方。

（6）发现伤员头部外伤，则使其处于水平卧位，头部稍稍抬起；如面色发红，则取头高脚低位；面色发紫，取头低脚高位。

8. 继续 CPR

如患者自主呼吸、心搏未恢复，继续 CPR。

9. 心肺复苏的有效评定

如救护员实施 CPR 救护方法正确，又有以下征兆时，表明 CPR 有效。从伤员的呼吸、意识、脉搏、面色、瞳孔、血压六个方面来判断。神志逐渐清晰；面色、口唇由苍白、青紫变红润；恢复可以探知的脉搏搏动，自主呼吸；瞳孔由大变小、对光反射恢复；伤员眼球能活动，手脚抽动，呻吟。

注意事项如下：

（1）意识、脉搏、呼吸为重要指征，如五个循环后检查三项重要指征依旧不存在，后项次检查可无须实施，继续下一个五个循环，直到专业人员到达。

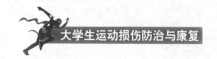

（2）有了以上的有效生命指征说明心肺复苏术成功，患者暂时脱离危险。可将伤员置于复原体位，每隔数分钟检查一次患者生命体征，一旦再次出现无脉搏、无呼吸的体征，马上继续心肺复苏术实施。

七、思考题

人体呼吸心脏骤停后最重要的急救黄金时间是多久？

心肺复苏训练

第六节　伤员搬运方法

一、现场搬运伤员的原则

（1）不明病情时，尽量不要移动患者。
（2）需要搬运伤员时，应请周围的人帮忙。
（3）只有自己时，可将伤员从背后抱住，并用单手紧握伤员另一只手，注意要轻轻搬运。
（4）搬运时，要注意伤者的呼吸及脸部表情。

二、个案分析

伤员在现场进行初步急救处理后和随后送往医院的过程中，必须经过搬运这一重要环节。搬运伤员的方法很多，根据不同条件、不同情况大致有以下几种方法。

1．徒手搬运法

徒手搬运法是指在搬运伤员过程中凭人力和技巧，不使用任何器具的一种搬运方法。该方法适合伤势轻和搬运距离较短的伤员。它又可分为单人、双人和多人搬运法。

（1）扶持法。急救者位于伤员的体侧，一手抱住伤员腰部。伤员的手绕过急救者颈后至肩上，急救者的另一手握住其腰部。两人协调缓行。本法适用伤势轻、神志清醒且能自己站立步行的伤员，如图5-6-1所示。

（2）抱持法。急救者一手抱住伤员的背部，另一手托住伤员的大腿及腘窝，将伤员抱起，伤员的一侧臂挂在急救者的肩上。此法适用伤势轻、神志清醒但较虚弱的伤员，如图5-6-2所示。

（3）单人背负法。通常用于体重较轻、神志清醒者，先将伤员上身扶正，弯腰背上后扶持两手而行，如图5-6-3所示。

（4）托椅式搬运法。两名急救者站立于伤员两侧，各以一手伸入伤员大腿下方而相互十字交叉紧握，另一手彼此交替支持伤员背部。伤员坐在急救者互握的手上，背部支持于急救者的另一臂上，伤员的两手分别搭于两名急救者的肩上。此法适用神志清醒、足部损伤而行走困难的伤员，如图5-6-4所示。

（5）卧式三人搬运法。三名救护者同站于伤员的一侧。第一个人以外侧的肘关节支持伤员的头颈部，另一肘置于伤员酌肩胛下部，第二人用双手自腰至臀托抱伤员，第三人托抱伤员的大腿下部及小腿上部。三人行走要协调一致，如图5-6-5所示。

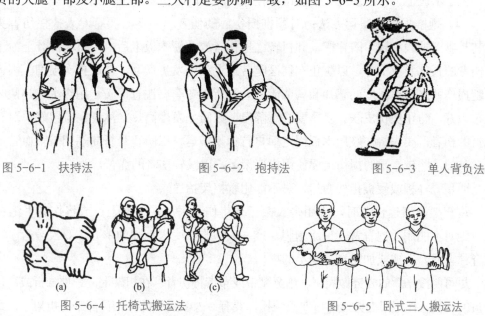

图 5-6-1　扶持法　　　　　图 5-6-2　抱持法　　　　　图 5-6-3　单人背负法

图 5-6-4　托椅式搬运法　　　　　　图 5-6-5　卧式三人搬运法
（a）托椅搬运法一；（b）托椅搬运法二；（c）托椅搬运法三

（6）多人搬运法。本法适用骨折伤员的搬运，尤其是脊柱骨折的伤者，两名救护者位于伤者的一侧，单膝跪在其腰部、膝部，第三名救护者位于伤员另一侧，单膝跪在臀部，两臂伸向伤员臀下、膝部，同时站立，抬起伤员。若有颈椎骨折，第四名救护者牵引伤员头部，如图5-6-6所示。

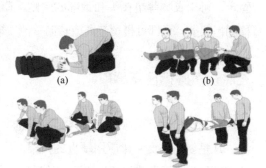

图 5-6-6　多人搬运法
（a）多人搬运法一；（b）多人搬运法二；
（c）多人搬运法三；（d）多人搬运法四

2. 器械搬运法

在伤员不能徒手搬运时应采用担架搬运。

（1）四肢骨折伤员的搬运：上肢骨折伤员一般都能自己行走；下肢骨折伤员可以用担架抬送。在运送过程中，要随时观察夹板有无松动、移动，以便及时调速；还要注意观察伤肢末端的色泽、温度和脉搏，如果包扎太紧，要适当放松，以免引起血液循环障碍。

（2）脊柱骨折伤员的搬运禁忌：对疑有脊柱骨折的伤者，均应按脊柱骨折处理。脊柱受伤后，不要随意翻身、扭曲。在进行急救时，上述方法均不得使用。因为这些方法都将增加受伤脊柱的弯曲，使失去脊柱保护的脊髓受到挤压、伸拉的损伤，轻者造成截瘫，重

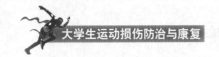

者可因高位颈髓损伤，呼吸功能丧失而立即死亡。

（3）脊柱损伤正确的搬运方法：先将伤员双下肢伸直，上肢也要伸直放在身旁，搬运木板放在伤者一侧，用于搬运伤员的必须为硬木板、门板或黑板，且不能覆盖棉被、海绵等柔软物品。至少三名救护人员水平托起伤者躯干，由一人指挥整体运动，平起平放地将伤者移至木板上。在搬运过程中动作要轻柔、协调以防止躯干扭转。

（4）颈椎损伤的搬运方法：对颈椎损伤后的伤者，搬运时要有专人扶住伤者头部，使其与躯干轴线一致，防止摆动和扭转。把伤者放在硬木板上后，可将衣裤装上沙土固定住伤者的颈部及躯干部，以防止在往医院转运过程中发生摆动，造成再次损伤。因为脊柱脊髓损伤的患者对温度的感知和调节能力差，所以冬季要注意保暖，用热水袋热敷时要用厚布包好，防止烫伤皮肤。夏季要注意降温，以防止发生高热，冰袋也应包好。对有大腿骨折的伤者，要先将伤肢用木板固定后再行担架搬运，以防止骨折断端刺破大血管加重损伤。其他一些较严重的损伤也要使用担架搬运，以减轻伤者的痛苦。

要用脊柱板或硬板担架搬运，决不能用软担架抬送。

往担架上搬运伤者时，应用多人搬运法将伤者平放在担架上，或将伤者平滚在担架上，绝对不能用手抱脊背，一手抱腿，或一人抱胸、一人抱腿的单人、双人搬运，这样会使脊柱弯曲，造成或加重脊髓神经的损伤。

尽可能按伤后的姿势做固定，用宽绷带或布带将伤者绑在担架上。颈椎骨折或高位胸椎骨折的伤员，往担架上搬运时，要戴颈托，要有专人牵引头部，伤员仰卧在担架上，颈部要固定，可用衣物等垫在头和颈部的两侧，避免头、颈部摇动。昏迷患者的搬运要平稳轻巧地移到担架上，头部可稍稍垫高或转向一侧，以免呕吐物等进入气管，并注意及时清理呕吐物。

三、伤员搬运注意事项

搬运伤员时，要根据其具体情况，选择合适的搬运方法、搬运工作。应该十分明确并强调，凡是创伤伤员一律应用硬直的担架，决不可用帆布、软性担架！如对腰部、骨盆处骨折的伤员就要选择平整的硬担架，在抬送中，尽量减少震动，以免增加伤员的痛苦。

对于转运路途较远的伤病员，需要找合适的交通工具，理想的当属急救车，在转运中，应有医生或具有医学常识的"第一目击者"等人员陪送，在路途上严密观察病情，必要时做急救处理。伤病员送到医院后，陪送人员应向该院医务人员交代病情，介绍急救处理经过，以供下一步检查治疗的参考。

四、思考题

在搬运脊柱骨折患者时要注意些什么？

第六章 常见运动性疾病的处理

【学习目标】

◆知识目标

使学员了解运动性疾病的分类与基础知识。

◆能力目标

使学员掌握几种常见的运动性疾病的病理特征与预防措施。

◆素养目标

在军事体能训练时预防运动性疾病。

【本章重点】

运动性疾病的概念

运动性腹痛

运动性中暑

运动性晕厥

运动性猝死

过度紧张

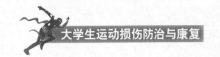

第一节 过度紧张

一、过度紧张的概念

过度紧张是运动训练和比赛中因一时运动量过大，超过了机体承受能力而引起的病理状态。

二、病因及发病机制

过度紧张多见于锻炼较少、训练水平不高、生理状态不良或伤病中断训练后突然参加剧烈活动，机体不适应或过分疲劳，也可能是饭后不久立即进行剧烈运动而引起的。

三、症状

过度紧张常在剧烈运动或比赛后即刻或短时间内发病，主要表现为头晕、眼前发黑、面色苍白、全身无力、站立不稳，严重者有恶心呕吐、脉搏快速细弱、血压明显下降、嘴唇青紫、呼吸困难、心前区痛、心脏扩大等急性功能不全症状，甚至昏厥。

四、处理

轻度的过度紧张患者应安静平卧，注意保暖，可服用热糖水或镇静剂，一般经短时间休息即可恢复。严重的心功能不全的患者应使其处于平卧位，保持安静，并针刺或掐内关、足三里等穴位；若昏厥，可加用指掐人中、百会、合谷、涌泉等穴位；对呼吸或心跳停止者，应做人工呼吸或胸外心脏复苏按压术，并迅速请医生处理，如图 6-1-1所示。

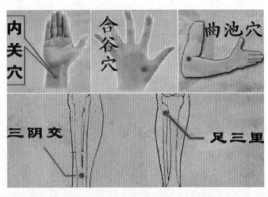

图 6-1-1 穴道针刺或指掐

五、预防

体能训练基础较差者，不可勉强参加紧张的训练或比赛，应加强体能训练的医务监督。训练或比赛前要充分做好准备活动，平时要加强身体的全面锻炼，遵循循序渐进的原则。伤病初愈或因其他原因中断体能训练后重新参加训练时，要逐渐增加运动量，避免立即进行大强度训练或剧烈比赛。

第二节 运动性低血糖

一、运动性低血糖的概念

正常人当血糖浓度低于一定数值时，会发生血糖过低而引起晕厥。此症多发生于长跑和超长跑项目，在体能训练期间由于长时间剧烈运动，体内血糖大量消耗，再加上饥饿等原因造成的运动性低血糖症，如图 6-2-1 所示。

二、病因及发病机理

运动性低血糖症发病原因有两个：一是耐力性运动时间长，血糖的消耗大于补充；二是运动前饥饿，运动中补糖不足。而赛前补糖过多、赛前精神紧张及赛后强烈的失望情绪，也可导致和加重本病。

发病机理：长时间的强烈运动，体内血糖大量消耗，导致血糖浓度下降到60毫克/分升，使依赖血糖供应的脑组织，出现功能障碍和交感神经兴奋。

三、症状

轻者感到饥饿、疲乏、心慌、头晕、眼花或视物不清，精神不集中，并出现面色苍白、出冷汗、步态不稳等。重者神志不清、精神错乱、肌肉颤动、四肢发抖，甚至昏厥、昏迷，体检时脉搏快而弱、血压变化不大，呼吸短促，瞳孔扩大。

四、处理

让患者安静平卧，注意保暖。清醒者可饮糖水或流质食物，一般短时间休息后即可恢

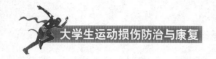

复。经上述处理无效者或者症状较重者，可静脉注射 50% 的葡萄糖 40～100 毫升。昏迷不醒者可针刺或掐点合谷、大中、百中、百会、涌泉等穴，并请医生处理。

五、预防

加强医务监督，患病未愈或初愈者，缺乏锻炼或长期中断锻炼者，空腹饥饿者，不宜进行长时间的剧烈运动。耐力性运动前 2 小时左右可按每千克食用 1 克标准食糖，运动前 1 小时勿大量服糖，运动中可适当补充含糖饮料，出现轻度低血糖症时，要停止运动，并饮用一些浓糖水。

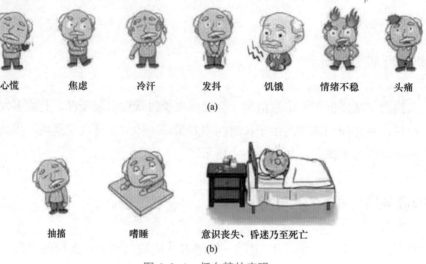

心慌　　焦虑　　冷汗　　发抖　　饥饿　　情绪不稳　　头痛

(a)

抽搐　　嗜睡　　意识丧失、昏迷乃至死亡

(b)

图 6-2-1　低血糖的表现

（a）轻度症状；（b）严重时

第三节　运动性中暑

中暑是指由高温环境引起的体温调节中枢功能紊乱、汗腺功能衰竭和水与电解质丢失过量所致的疾病。中暑分为热射病、日射病和热痉挛三大类。

1. 热射病

（1）病因及发病机理：当周围环境温度超过皮肤温度（32～34 摄氏度），并且空气湿度过高，通风不良，机体虽然大量排汗，但不足以散热，造成热量在体内积累，导致体温明显升高（41～42 摄氏度），或因体温调节功能失调，导致汗腺功能失调而致闭汗，使体温升高。

（2）症状。高热（41 摄氏度以上），少汗或无汗，严重者休克或死亡。

（3）处理。

①离开高热环境，迅速降温（可用冷水和酒精降温）。

②清醒者可口服清凉饮料或含糖（0.3%）的低糖饮料。

③严重者应用降温药，昏迷者应指掐或针刺急救穴位，并立即送医院进行进一步处理。

（4）预防。

①加强热环境适应能力训练。

②避免长时间在高热环境运动。

③烈日下要戴帽子，穿浅色衣服并通风透气。

④室内运动时，要注意通风，并且活动人数不要过多。

⑤夏天运动要注意补水、补盐。

运动性中暑

2．日射病

（1）病因及发病机理：由于长时间烈日曝晒头部（尤其是红外线和可见光的作用），使脑膜充血、水肿、损伤和脑组织温度升高（可达 40 ～ 42 摄氏度）。

（2）症状：

①初期：头痛、头晕、眼花、耳鸣、恶心和兴奋性增高。

②严重者有剧烈头痛、呕吐、头温升高、脉搏快而弱，血压下降，甚至出现昏睡和昏迷。

（3）处理：

①迅速离开高温环境，平卧休息，迅速降温，用冷水或冰水冷敷头部。

②清醒者可饮清凉的淡盐水。

③昏睡和昏迷者应指掐和针刺急救穴位，并及时送往医院处理。

（4）预防：应避免长时间在烈日下运动，若发现有中暑先兆应停止运动，及时处理。

3．热痉挛

（1）病因及发病机理：由于在高温环境中运动，机体大量排汗使电解质大量丢失，导致肌肉兴奋性提高，引起肌肉痉挛。

（2）症状：肌肉出现对称性抽搐或负重肌肉痉挛，而且血检时，钠和氯含量降低。

（3）处理：

①夏天运动要注意补水、补盐。

②对肌肉进行按摩、局部热敷等处理。

（4）预防：

①夏天运动注意补水、补盐要充分。

②要加强肌肉的群的交替练习，并避免局部负荷过大。

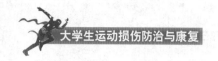

第四节　运动性腹痛

一、运动性腹痛的概念

运动性腹痛是一种症状，多泛指在运动过程中或运动结束时产生的腹部疼痛现象。

二、病因与发病机理

1. 肝脾淤血
由于准备活动不充分、开始运动时速度过快或强度过大，引起肝脾淤血。
2. 胃肠痉挛或功能紊乱
（1）运动时由于胃肠缺血、缺氧引起的胃道痉挛和蠕动功能紊乱。
（2）饭后过早运动、运动前饱餐、喝水过多或空腹运动。
（3）运动前吃难以消化的事物。
3. 呼吸肌痉挛
（1）运动前呼吸缺乏节奏，引起呼吸肌疲劳和痉挛。
（2）准备活动不充分，使呼吸系统功能不能满足运动的需要。
4. 内脏器官病变
运动时可因病变部位受到牵扯而产生疼痛。

三、症状

（1）运动性疼痛程度与运动负荷和运动强度密切相关。
（2）腹痛的部位常与病变器官位置有关；肝胆疾患或淤血，多在右上腹痛。
（3）胃十二指肠溃疡、胃炎，多在中上腹痛，脾淤血多在左上腹痛。
（4）肠痉挛、蛔虫病多在腹中部痛。
（5）阑尾炎在右下腹痛。
（6）宿便多在左下腹痛、呼吸肌痉挛多在季肋部或下胸部锐痛。

四、处理

（1）减慢跑速，加深呼吸，调整呼吸与运动节奏，用手按压疼痛部位，或弯腰慢跑一段距离，一般疼痛即可减轻或消失。

（2）经上述处理无效者，应停止运动，认真检查，对症处理。

（3）口服解痉药：阿托品、澳丙胺太林。

（4）点掐或针刺足三里、内关、大肠俞。

（5）热敷腹部。

（6）腹肌痉挛需按摩腹部。

（7）若处理无效，症状较重者应送医院处理。

五、预防

（1）科学训练，循序渐进增加运动负荷。

（2）合理安排膳食，饭后应休息 1 ~ 2 小时再参加剧烈运动。

（3）运动前做好充分的准备活动。

（4）运动中应注意呼吸的节奏。

（5）患病者参加运动应加强保健指导和医务监督。

第五节　运动性疲劳

一、运动性疲劳的概念

运动性疲劳是指参加体育锻炼及运动训练和比赛，到一定程度的时候，人体就会产生工作能力暂时降低的现象，这种现象称为运动性疲劳。机体生理过程不能持续其机能在一特定水平上或各器官不能维持预定的运动强度。运动性疲劳是一种生理现象，对人体来说又是一种保护性机制。

二、病因

（1）运动时机体内能量物质（ATP、CP 和糖原）消耗过多。

（2）肌肉活动时释放出来的酸性物质（如乳酸、二氧化碳和丙酮酸等）来不及清除，在体内积累过多。

（3）体内各种物质失去平衡，造成机体内环境稳定性失调。

（4）中枢神经系统因高度紧张的精神活动而造成的功能下降。

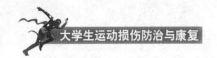

三、运动疲劳表现

1．肌肉疲劳

肌肉疲劳时，肌力下降，肌肉收缩速度和放松速度减慢，放松时间延长可达 12 倍，严重影响肌肉快速、协调动作。

2．神经疲劳

神经疲劳表现为大脑皮层功能下降，如反应迟钝、判断错误、注意力不集中等。

3．内脏疲劳

内脏疲劳表现为呼吸肌和心脏的疲劳，呼吸肌疲劳使呼吸变浅变快，气体交换能力下降。心脏疲劳使心电图发生改变。

四、判断

（1）根据学生和运动员的各种自觉症状，如疲乏、头晕、头悸、恶心等。

（2）根据疲劳的客观体征，如面色、排汗量、呼吸、动作和注意力等。

（3）根据身体各器官系统的生理、生化指标变化的情况，如心率、心电图、反应时间、肌腱反射、肺活量、血压、握力和尿蛋白等。

五、预防措施与治疗

疲劳是运动负荷的标志。从某种意义上说，运动训练是以疲劳为媒介而不断提高身体训练水平的。如果进行强度较大的运动后，不能采取消除疲劳的适当措施，疲劳就会积累，不仅使运动成绩下降，还会成为疾病或伤害事故的原因。

（1）睡眠（不低于 8 小时）。

（2）积极性休息。

（3）按摩放松（按摩力度适中、按摩手法正确）。

（4）物理疗法（水疗、红外疗法、热疗、超声波治疗）。

（5）营养与药物。

（6）氧气机负离子吸入法。

第六节　运动性晕厥

一、运动性晕厥的概念

运动性晕厥是指由于脑部暂时性供血不足，或血中化学物质变化所导致的意识短暂紊乱或丧失。

二、病因与发病机理

（1）血管扩展性晕厥：由于神经放射引起广泛性小血管扩张，血压下降，一过性脑缺血。

（2）直立位低血压性晕厥：久蹲、长期卧床后突然改为站位，肌肉泵和血管功能调节失调，引起回心血量骤减，血压下降，一过性脑缺血。

（3）重力性缺血：运动后突然站立不动，使下肢血管失去肌肉收缩对其节奏性挤压作用，加上血液本身的重力，大量血液积累在下肢，使回心血量下降，心排血量下降，脑供血不足，重力性休克。

（4）胸膜腔内压和肺内压增高：吸气和憋气后，使胸膜腔内压和肺内压增高，回心血量下降，心排血量下降，脑缺血。

（5）心源性晕厥：

①冠状动脉供血不足，引起心肌缺血缺氧而发生。

②激烈运动引发心律失常所致。

③冠状动脉因免感性增强或儿茶酚胺分泌增多而痉挛，引起心肌缺血。

三、症状

（1）晕厥前：全身软弱无力、头晕、耳鸣、眼前发黑、面色苍白、出冷汗及强烈的饥饿感。

（2）昏迷后：意识丧失，手足发凉、脉率快而细弱、血压下降或正常、呼吸加快或减弱。

（3）清醒后：有头痛、头晕、乏力，时有恶心、呕吐。

四、处理

（1）使患者处于平卧位或下肢抬高位。

（2）松开衣扣和腰带。

（3）保暖。

（4）按摩下肢。

（5）嗅闻氨水或点掐人中、百会和涌泉等穴位使其清醒。

（6）若有呕吐，将头部偏向一侧，防止舌头和呕吐物堵塞呼吸道。

（7）呼吸停止者，进行人工呼吸，心跳停止者做胸外按压术。

（8）清醒后可引服含糖或少量白兰地。

五、预防

（1）坚持体育锻炼，提高心脏功能。

（2）参训参赛前要体检。

（3）久蹲后慢慢站起，急跑后应继续慢跑一段，并做深呼吸，逐渐停下来。

（4）饥饿或空腹时不宜参加运动。

（5）长距离运动时要注意补糖、盐、水。

（6）剧烈运动后应休息半小时再淋浴。

（7）若有晕厥先兆，应立即平卧。

第七节　运动性血尿

一、运动性血尿的概念

由于剧烈运动中引起肉眼或显微镜下的血尿，检查时无原发病发现者，称为运动性血尿、运动性假性肾炎。

二、病因及发病机理

1. 肾静脉高压

耐力训练者体脂百分比较少，肾周围脂肪组织也较少，长时间连续的跑、跳运动，使身体和肾脏受到震动，造成肾脏下垂，肾静脉与下腔静脉之间的角度变锐或扭曲，使肾静脉血回流受阻，引起肾静脉高压，从而导致红细胞渗出。

2．肾脏缺血、缺氧

剧烈运动时，为适应运动需要，身体的血液重新分配，大量血液流向心、肺和骨骼肌，使肾脏的血流量减少，造成肾脏相对性缺血、缺氧；同时，因运动产生大量乳酸，血液中乳酸含量增高。

3．肾脏损伤

运动时，腰部猛烈屈伸或蜷缩体位，使肾脏受到挤压，肾小球微血管壁受损伤，从而引起肾出血。另外，肾脏遭受到剧烈的震动或打击也会引起肾血管破裂而出现血尿。

4．膀胱损伤

跑步时，当膀胱内尿液充盈量不够，由于地面对身体产生震动，使膀胱后壁与膀胱底部相互撞击，导致膀胱壁出血，引起血尿。

三、症状

（1）运动性血尿的特点是运动后骤然出现血尿；

（2）大多数患者在大运动负荷或运动强度突然猛增后出现血尿；

（3）血尿严重程度与运动负荷和运动强度的大小有关；

（4）若停止运动，血尿迅速消失，多数患者血尿在 3 天内消失，最长不超过 7 天；

（5）除血尿外，一般无其他症状与体征。血液化验、肾功能检查、腹部 X 光平片及肾盂造影等检查均属正常。

四、处理

（1）肉眼血尿，无论有无症状，均应停止运动。

（2）镜下血尿，而尿中红细胞数量不多，又无自我症状者，应适当调整运动量和运动强度，尤其要减少跑跳动作，加强医务监督，定期检查尿液并给予治疗。

（3）镜下血尿伴有身体机能下降的学员可肌肉注射 ATP 和维生素 B12。

（4）运动性血尿在多年内也可能反复出现，但预后良好。器质性和外伤性所引起的血尿，应针对原因进行治疗，一般不能进行正常训练。

五、鉴别诊断

器质性疾病和外伤所致的血尿与运动性血尿体征不同，要加以鉴别。首先要到医院做详细检查，找出引起血尿的原因，只有排除器质性疾病所引起血尿之后，才可考虑运动性血尿。

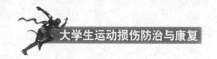

六、预防

合理安排运动负荷，长跑前或跑中喝些饮料。

第八节　肌肉痉挛

一、肌肉痉挛的概念

肌肉痉挛是指肌肉不自主地强制性收缩，多发生在游泳、足球、举重和长跑等项目中，如图 6-8-1 所示。

二、病因与发病机理

（1）环境刺激：寒冷刺激导致神经肌肉兴奋性上升。

（2）电解质丢失过多：运动中大量排汗，电解质大量丢失，导致神经肌肉兴奋性上升。

（3）肌肉收缩失调：肌肉连续快速地收缩，放松时间太短。

（4）运动性肌肉损伤：运动使肌纤维损伤，钙离子进入肌细胞，使肌纤维产生无效收缩，引起局部肌肉痉挛。

（5）其他：致痛物质、缺血等。

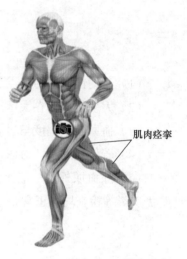

图 6-8-1　肌肉痉挛

三、症状

痉挛的肌肉僵硬，疼痛。所涉及关节暂时屈伸受限。

四、处理

（1）牵引肌肉痉挛。

（2）针刺或点按穴位。

（3）按摩肌肉痉挛部位。

（4）根据病因针对治疗。

五、预防

（1）加强体育锻炼，提高机体对寒冷的适应能力。

（2）运动前要做充分的准备活动。

（3）运动前对易痉挛的肌肉进行按摩。

（4）夏季运动要注意补充水分与电解质，冬季运动要注意保暖。

（5）游泳下水前应先用冷水淋湿全身以适应冷水刺激，水温低时，在水中游泳时间不宜过长，更不能在水中停止运动或停留太长时间。

（6）肌肉牵引，用弹力带对容易痉挛部位进行阻力拉伸练习，如大腿弹力带阻力牵引，小腿弹力带阻力牵引。

第九节　运动性贫血

一、运动性贫血的概念

运动性贫血与运动训练有密切关系，或者是直接由运动训练造成的血液中红细胞数目及血红蛋白量低于正常生理数值，称为运动性贫血。

二、病因及发病机理

1. 血浆稀释引起相对贫血

耐力性运动项目经过系统训练后，可以引起血浆容量增加，出现相对的血液稀释状态，表现为血红蛋白的浓度减少，测试结果为贫血。

2. 溶血和红细胞破坏增加

剧烈运动使体温升高，血酸度增加，儿茶酚胺分泌增多，可引起红细胞膜的滤过性和变形性改变，使红细胞膜的脆性增加。由于剧烈运动使肌肉收缩和血流加快，血管受挤压，红细胞和血管壁之间撞击摩擦加剧，红细胞破坏严重。

3. 血红蛋白合成减少

剧烈运动使能量大量耗损，蛋白质的需要量增加，如果蛋白质的摄入量不足，将会影响血红蛋白的合成，而出现贫血。剧烈运动易使铁元素丢失，而影响血红蛋白的合成，造成贫血。铁元素丢失的主要途径：运动时大量排汗使铁丢失；耐力性运动项目中若出现运动性血尿，铁元素会丢失；胃肠道铁元素丢失。

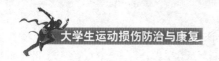

三、症状

血红蛋白减少，血液输送氧的功能不足，以致全身各器官、组织缺氧，从而引起各种临床症状。

（1）头晕、乏力、易倦、记忆力下降、食欲差。

（2）运动时症状较明显，伴有气促、心悸等。

（3）皮肤、黏膜苍白，心率较快。

（4）心尖区可听到收缩期吹风样杂音。

（5）症状与血红蛋白数量及运动量有密切的关系。

（6）红细胞数低于正常值，即男低于400万／立方毫米；女低于350万／立方毫米。正常值男450万～550万个；女380万～460万个。

四、特点

（1）由运动训练的生理负担量过大造成，与风湿、内分泌疾患、肠道寄生虫、消化慢性出血、血液病等造成的贫血区分开；

（2）多数为低色素性小细胞性贫血，少数为溶血性，个别为混合型；

（3）女性高于男性；

（4）年龄小的发病率高于年龄长的，前者发病较轻。

五、处理

（1）适当减少运动量；

（2）改善营养，尤其是补充蛋白质和铁；

六、预防

（1）合理安排运动量和运动强度；

（2）遵守体能训练原则；

（3）合理饮食；

（4）加强医务监督。

第七章 运动损伤后的物理治疗与中医治疗

⊙【学习目标】

◆知识目标

让学员了解运动损伤后的物理治疗方法、中医治疗方法、药物治疗方法的主要内容和方法。

◆能力目标

让学员掌握物理治疗、中医治疗的基本概念和各种功能障碍的物理治疗方法和操作技术。

◆素养目标

通过物理治疗与中医治疗的教学，学生对现代物理治疗、中医治疗有进一步的理解，并培养学生辩证地和科学地应用物理治疗方法。

【本章重点】

物理治疗法

拔火罐疗法

针灸疗法

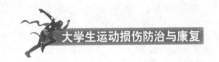

第一节　物理疗法

一、物理疗法

物理治疗是康复治疗的主体，它使用包括声、光、冷、热、电、力（运动和压力）等物理因子进行治疗，针对人体局部或全身性的功能障碍或病变，采用非侵入性、非药物性的治疗来恢复身体原有的生理功能。物理治疗是现代与传统医学中的非常重要的一部分。物理治疗可以分为两大类：一类是以功能训练和手法治疗为主要手段，又称为运动治疗或运动疗法；另一类是以各种物理因子（声、光、冷、热、电、磁、水等）为主要手段，又称为理疗。

二、常用物理治疗方法

常用的物理治疗方法有运动治疗、物理因子治疗、手法治疗。

（1）运动治疗在恢复、重建功能中起着极其重要的作用，逐渐成为物理治疗的主体。治疗技术包括关节活动技术、关节松动技术、肌肉牵伸技术、改善肌力与肌耐力技术、平衡与协调训练技术、步行训练、牵引技术、神经生理治疗技术、增强心肺功能技术等。

（2）物理因子治疗应用天然或人工物理因子的物理能，通过神经、体液、内分泌等生理调节机制作用于人体，以达到预防和治疗疾病的方法。常用方法包括声疗（治疗性超声波，频率为45千赫到3兆赫）、光疗（红外线光疗、紫外线光疗、低能量激光刺激）、水疗（对比浴、旋涡浴、水疗运动等）、电疗（直流电疗、低频电疗、中频电疗、高频电疗或透热疗法）、冷疗（冰敷、冰按摩等）、热疗（热敷、蜡疗、透热疗法等）、压力疗法等。

（3）手法治疗包括西方关节松动技术和传统手法治疗（按摩、推拿）。

三、物理疗法的作用

物理疗法的作用有消炎、镇痛、抗菌、镇静与失眠、兴奋神经肌肉、缓解痉挛、软化瘢痕、消散粘连、加速伤口愈合、加速骨痂形成、增强机体免疫。

四、冷冻疗法

冰敷，更系统地被称为"冷冻疗法"，是应用最为广泛的治疗急性运动损伤的方法之一。它经济、便捷又行之有效，是冷疗技术的组成部分，能帮助减少肿胀和缓解疼痛。冰敷同样也可用于治疗慢性损伤，如水肿等。

五、冷冻疗法的主要功效

冷冻疗法可以缓解急性损伤（无伤口）部位的疼痛、控制出血和肿胀、缓解肌肉痉挛、降低代谢率。

六、冰敷的方式

冰敷方式有四种，分别是使用一次性化学冰袋、硅胶冰袋、冰水混合物及冷疗机。如图 7-1-1 所示。

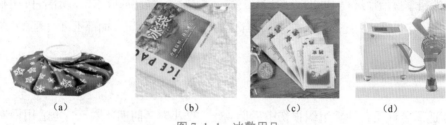

（a）　　　　　　（b）　　　　　　（c）　　　　　　（d）

图 7-1-1　冰敷用品
（a）用品一；（b）用品二；（c）用品三；（d）用品四

七、冰敷的使用时间与方法

所有急性闭合性软组织损伤的早期（24～48 小时）均可应用冷疗，如肌肉拉伤、四肢关节扭伤、软组织挫伤等。伤后运用冷疗越早，损伤部位的肿胀程度越小，日后治愈的时间越短。

1. 冰按摩

直接用特制的装有冰柱的按摩器采取循环滚动方式，在损伤周围摩擦 5～10 分钟，以伤者适应为度；或用装有碎冰块的塑料袋敷在损伤部位，每次 20 分钟，在寒冷的季节时间可稍短，用冷水浸透毛巾敷在伤处，3 分钟换一次。

2. 冲淋法

将伤部放到冷水龙头下冲淋，直至伤部麻木。此方法比较容易采用，大多数运动受伤者采用此方法。

3. 浸泡法

将受伤部位放到自来水或冰水中约 10 分钟，其温度可根据伤者的舒适程度来调整。

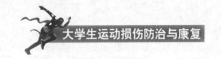

4. 冷喷雾

用易蒸发、吸热快，并能迅速降低体表温度的制剂，直接喷洒在伤部的方法。常用的是氯乙烷、冷镇痛去雾剂、冷冻去雾剂。注意喷洒时应垂直于伤部，距离为 30～40 厘米，每次喷 8～10 毫升，以皮肤出现一层白霜为宜，也可间隔 20～30 分钟再喷 1 次，但不宜过急，以免发生冻伤。

八、冰敷的注意事项

运动损伤应该冷敷还是热敷？大多数人认为，运动损伤，24 小时内用冰敷冷敷，24 小时后可改用热敷，这是不正确的说法。当损伤的部位起水疱或有破损，形成"开放性伤口"时，不宜冷敷；怀疑有脏器内出血，禁忌热敷；软组织挫伤或关节扭伤的初期，也都禁忌热敷，否则会加重病情。冷疗最明显的危害是冻伤，严重时可导致暂时的或永久性的神经功能障碍。因而治疗时应严格掌握治疗过程中的四个阶段（冷感、灼热感、痛感或麻木），治疗中一旦出现麻木就应终止治疗。另外，还需要注意非治疗部位的保温，以防感冒，面部不可喷洒氯乙烷。

九、热疗法的功效

热疗适用急性闭合性软组织损伤中后期 48～72 小时（前期冰敷），也适用慢性损伤。热疗可单独应用，也可与其他方法综合应用。适用症状：凡是软组织挫伤、肌肉拉伤、关节扭伤，出血期一过即可应用热疗。热疗的作用是升高局部温度、活跃代谢、增强血液循环、改善组织营养、促进炎症消除及组织愈合，并提高感觉神经兴奋水平、解痉止痛。

十、热疗方法

1. 蒸熏法

用配好的药物加水煮沸，将需要治疗部位直接在蒸气上熏。每次治疗 20～40 分钟，每日 1 次。

2. 热敷法

用湿热毛巾或经过热醋或中草药处理的湿热毛巾贴敷于伤部，无热感时应立即更换，每次 30 分钟，每日 1～2 次。此外，也可用热水袋、热沙袋、热盐袋等敷于伤部。

3. 石蜡疗法

其制法是将白色可塑性石蜡放在套锅内溶化，加温到 70～80 摄氏度后，倒入盆内，摊成厚约 2 厘米的蜡饼，冷却到 50～60 摄氏度，敷于伤部，包以塑料布，再用棉垫包裹保温。每日 1 次，每次 30～60 分钟。热能向人体的传递是慢慢进行的，石蜡下面的皮肤温度一般可升到 40～45 摄氏度，深而持久，使组织所受的热作用较强，下降缓慢，

60 分钟内还保持一定的温度。

十一、热疗法注意事项

在热疗中，一定要防止烫伤，掌握好温度。热疗时应注意灯距的调节，各类光线应防止直射眼睛，急性闭合性软组织损伤的早期、高热、出血患者禁用。使用蜡饼时不要用力挤压，以免使未凝固的蜡液流出发生烫伤。蜡疗中皮肤有过敏，红外线疗法中有头晕、心慌、疲倦等反应，要停止治疗。

十二、水疗

水疗是利用不同温度、压力和溶质含量的水，以不同方式作用于人体以防病治病的方法。水疗对人体的作用主要有温度刺激、机械刺激和化学刺激。

十三、水疗的种类

水疗按其使用方法可分为浸浴、淋浴、喷射浴、漩水浴、气泡浴等；按其温度可分为高温水浴、温水浴、平温水浴和冷水浴；按其所含药物可分为碳酸浴、松脂浴、盐水浴和淀粉浴等。

十四、水疗的功效

功效：恒温冷却、肌肉放松、脑细胞再生复活、血液氧气的增加、促进心脏功能、促进血液循环等。原理是通过各种水疗设备的交替使用，水中的富氧被吸收，以及水疗对穴位的按摩达到治疗和保健的作用，给人活力，给人健康。

十五、水疗的冷热效应

（1）热效应：温热水可促进血液循环和新陈代谢、放松肌肉、软化软组织等。
（2）冷效应：冷水可降低疼痛感、消炎、消水肿等。
（3）浮力：利用水的浮力分担部分体重，能较轻松地运动，作为运动的助力。
（4）净水压：消水肿、肌力训练的阻力来源之一。

十六、水疗方法及注意事项

（1）水中运动疗法：在水中进行各种体育锻炼的治疗方法，有水疗和医疗体育的双重

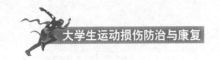

治疗作用。其适用肢体运动功能障碍、关节萎缩、肌张力增高的患者，借助于水的浮力，患者在水中可以进行主动运动，如体操、游泳、单杠、双杠等，也可以在医务人员的指导和帮助下进行肢体和关节被动运动以及进行水中按摩等。

（2）冷热水交替疗法：先将患部浸在38～40摄氏度的水中，轻微活动4～6分钟，立刻改浸在10～16摄氏度冷水中1～2分钟，再回到热水中活动。如此冷热交替各做5次，最后一次须浸在热水中，完毕后将患部抬高，活动5分钟，后绑上弹性绷带。以上为一次完整的冷热交替式水疗，每天做2～3次后，1～2周可完全消肿。

（3）注意事项：第一次和最后一次都要浸泡在温水中。浸在温水中时最好一边活动脚踝，但仍要在不痛的范围之内活动。浸温水的时间要比浸冷水的时间来得长。

（4）临床应用：物理治疗上常会利用水疗的病患包括非急性期（受伤48小时之后）的软组织问题（肌肉拉伤、肌肉痉挛、韧带扭伤、疼痛）等。

十七、红外线疗法的概念

皮肤及表皮下组织将吸收的红外线能量转变成热，热可以引起血管扩张，血流加速，局部血液循环改善，组织的营养代谢增强，血液淋巴循环的加速，促进了组织中异常产物的吸收和消除。红外线的温热作用降低了感觉神经的兴奋性，干扰了痛阈，故红外线疗法对各种原因引起的疼痛（如神经痛）均有一定的镇痛作用。热可使肌梭中 γ 传出神经纤维的兴奋性降低，牵张反射减弱，致使肌张力下降，肌肉松弛，如在胃肠平滑肌痉挛时，可使胃肠蠕动减弱，肌肉痉挛缓解，疼痛消除；又能使组织内血液循环加快，渗出增加，小动脉和毛细血管周围出现白细胞移行浸润，吞噬细胞功能增强，抗体形成增多。由于免疫力增强，故对浅层组织的慢性炎症有吸收作用。

十八、运动损伤后的治疗方法

红外线治疗的运动损伤适应证，主要用于缓解肌痉挛，改善血运，止痛。例如，腰肌劳损、腰椎间盘突出、肌腱炎。用红外线灯照射治疗部位，灯距30～50毫米，每次治疗15～30分钟，每日1～2次，15次为一个疗程。伤部需裸露，体位要舒适。剂量以伤者有舒适热感、皮肤出现桃红色均匀红斑为合适，若过热应调整灯距，如有汗液应擦去，如图7-1-2所示。

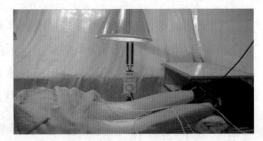

图 7-1-2　红外线治疗方法

十九、思考题

水疗的功效有哪些？

第二节 药物疗法

一、开放性软组织损伤用药

西药治疗：皮肤擦伤后如有出血，可以使用 0.9% 生理盐水冲洗伤口。然后使用 75% 酒精或安尔碘溶液消毒，杀菌促进伤口的愈合。

二、闭合性软组织损伤用药

1. 西药治疗

肌肉拉伤、关节扭伤甚至是骨关节炎可以使用非甾体抗炎药软膏涂抹或非甾体抗炎药贴剂，这类药物具有抗炎、镇痛作用，可缓解急、慢性炎症反应。此类药物众多，如双氯芬酸钠（扶他林）软膏，洛索洛芬纳（乐松）贴剂、布洛芬乳膏、氟比洛芬巴布膏、吡罗昔康搽剂、酮洛芬（法斯通）凝胶、依托芬那酯乳膏。对于创伤导致的急性中、重度疼痛，也可考虑口服非甾体抗炎药，以快速缓解疼痛，此类药物如依托考昔片、塞来昔布片、艾瑞昔布片、美洛昔康片、复方氯唑沙宗片等。

2. 中药治疗

对于闭合性软组织损伤也可以使用我们国内特色外用中成药制剂（如云南白药气雾剂、麝香跌打风湿膏、正骨水、伤痛宁膏、消痛贴剂、跌打药酒、七厘散、伤科灵喷雾剂、肿痛气雾剂等），可以祛风除湿，化瘀消肿，止痛止血，如图 7-2-1 所示。

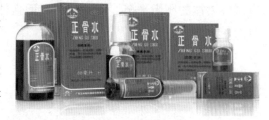

图 7-2-1 正骨水

用于运动损伤的口服中成药众多，如云南白药胶囊、跌打丸、红药片、伤科七味片、伤科跌打片等，可用于跌打损伤、淤血肿痛；而三七片、独一味片具有止血消肿、散瘀止痛之功效，如图 7-2-2、图 7-2-3 所示。

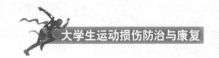

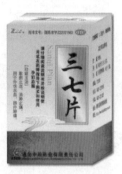

图 7-2-2　三七片

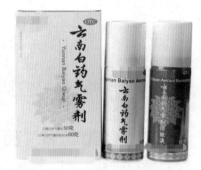

图 7-2-3　云南白药气雾剂

三、思考题

关节炎一般可以服用什么药物？

第三节　拔火罐疗法

一、拔火罐疗法的概念

拔火罐疗法是我国传统的中医疗法，相信许多人（尤其是中老年人）都不会对它陌生，因为其操作简单、方便易行，也曾经一度被老百姓当作重要的家庭日常救治手法。该疗法是借助热力排除罐中空气，利用负压使其吸着于皮肤，造成瘀血现象的一种方法。这种疗法部分人认为可以逐寒祛湿、疏通经络、祛除淤滞、行气活血、消肿止痛、拔毒泻热，具有调整人体的阴阳平衡、解除疲劳、增强体质的功能，从而达到扶正祛邪、治愈疾病的目的。

二、拔火罐的治疗特点与作用

（1）特点："拔火罐"是民间对拔罐疗法的俗称，又称"拔管子"或"吸筒"。所以，许多疾病都可以采用拔罐疗法进行治疗。如人到中年，筋骨疼常见，按中医的解释多属风湿入骨。拔火罐时罐口捂在患处，可以慢慢吸出病灶处的湿气，同时促进局部血液循环，达到止痛、恢复机能的目的，从而治疗风湿"痹痛"、筋骨酸楚等不适。

（2）作用：由于拔火罐能行气活血、祛风散寒、消肿止痛，所以拔火罐对腰背肌肉劳损、腰椎间盘突出症、软组织损伤有一定的治疗作用。

三、拔火罐的种类

拔火罐分为竹筒火罐、陶瓷火罐、抽气罐、角制罐、玻璃火罐，我们现在运动损伤常用的是玻璃的拔火罐，也是中华传统医疗保健中医器具，如图 7-3-1～图 7-3-3 所示。

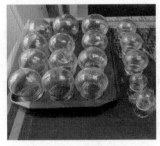
图 7-3-1　玻璃火罐

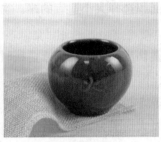
图 7-3-2　陶瓷火罐

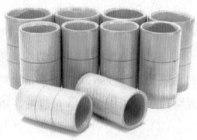
图 7-3-3　竹筒火罐

四、拔火罐作用机制

1. 负压作用

人体在火罐负压吸拔的时候，皮肤表面有大量气泡溢出，抽气拔罐从而加强局部组织的气体交换。通过检查，也可以观察到：负压使局部的毛细血管通透性变化和毛细血管破裂，少量血液进入组织间隙，从而产生瘀血，红细胞受到破坏，血红蛋白释出，出现自家溶血现象。在机体自我调整中产生行气活血、舒筋活络、消肿止痛、祛风除湿等功效，起到一种良性刺激，促其恢复正常功能的作用。

2. 温热作用

拔罐法对局部皮肤有温热刺激作用，使热寒得以交换。以大火罐、水罐、药罐最明显。温热刺激能使血管扩张，促进以局部为主的血液循环，改善充血状态，加强新陈代谢，使体内的废物、毒素加速排出，改变局部组织的营养状态，增强血管壁通透性，增强白细胞和网状细胞的吞噬活力，增强局部耐受性和机体的抵抗力，起到温经散寒、清热解毒等作用，从而达到促使疾病好转的目的。

3. 特殊作用

在火罐共性的基础上，不同的拔罐法各有其特殊的作用。如走罐具有与按摩疗法、保健刮痧疗法相似的效应，可以改善皮肤的呼吸和营养，有利于汗腺和皮脂腺的分泌，对关节、肌腱可增强弹性和活动性，促进周围血液循环；可增加肌肉的血流量，增强肌肉的工作能力和耐力，防止肌萎缩；并可加深呼吸，增强胃肠蠕动，兴奋支配腹内器官的神经，增进胃肠等脏器的分泌功能；可加速静脉血管中血液回流，降低大循环阻力，减轻心脏负担，调整肌肉与内脏血液流量及贮备的分布情况。缓慢而轻的手法对神经系统具有镇静作用；急速而重的手法对神经系统具有一定的兴奋作用。

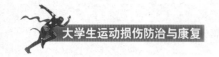
五、拔火罐注意事项

（1）拔罐时要选择适当体位和肌肉丰满的部位。体位不当、移动、骨骼凸凹不平，毛发较多的部位均不适用。

（2）拔罐时要根据所拔部位的面积选择大小适宜的罐。操作时必须迅速，才能使罐拔紧，吸附有力。

（3）用火罐时应注意勿灼伤或烫伤皮肤。若烫伤或留罐时间太长而皮肤起水泡时，小的无须处理，仅敷以消毒纱布，防止擦破即可。水泡较大时，用消毒针将水放出，涂以龙胆紫药水，或用消毒纱布包敷，以防感染。

（4）皮肤有过敏、溃疡、水肿及大血管分布部位，不宜拔罐。

六、拔火罐疗法在运动损伤中的应用

既然是一种专业的治疗手段，拔火罐当然并不简单，不能自行在家拔火罐，这样做容易造成危险，生活中并不乏拔火罐时出现意外的事件。如果乱施穴道，有时还会适得其反。首先要注意选材，中医多用竹筒，如找不到，玻璃瓶、陶瓷杯都可以，只是口一定要厚而光滑，以免火罐口太薄伤及皮肉，底部最好宽大呈半圆形，找准穴位后便进行操作。

（1）起罐法，一般先用右手夹住火罐，左手拇指或食指在罐口旁边按压一下，使空气进入罐内，即可将罐取下。若罐吸附过强时，切不可硬行上提或旋转提拔，以轻缓为宜。起罐后，局部潮红瘙痒不可以乱抓，经几小时或数日后，可消散。起罐后局部皮肤出现水泡、水珠、出血点、淤血等现象均属正常治疗反应。水泡轻者只需防止擦破，待其自然吸收即可；水泡较大时，常表明病情较重。可在水泡根部用消毒针刺破放水，敷以消毒纱布以防感染，如图 7-3-4 所示。

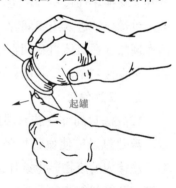

图 7-3-4　起罐法

（2）留罐法，又称坐罐法，指罐吸拔在应拔部位后留置一段时间的拔罐法，留置时间一般为 5 ～ 10 分钟。罐子拔上后不要移动体位，在使用多拔罐疗法时，拔罐与拔罐之间应保留一定距离，不宜排列过近。拔上拔罐以后，须询问患者感觉怎么样，如有发热、发紧、凉气外出、温暖舒适的感觉都属于正常反应。如患者感觉过紧灼痛，可能是吸拔力过大或此处不适宜拔罐，应改用小拔罐。

（3）闪罐法，一般拔 15 ～ 20 分钟就可将罐取下，取时不要强行扯罐，不要硬拉和转动，动作要领是一手将罐向一面倾斜，另一手按压皮肤，使空气经缝隙进入罐内，罐子自然就会与皮肤脱开。拔罐、起罐时应保持室内温暖，避开风口，防止受凉。

（4）火罐法：利用燃烧时的火焰的热力，排去空气，使罐内形成负压，将罐吸着在皮肤上，有下列几种方法：

①投火法：将薄纸卷成纸卷，或裁成薄纸条，燃着到 1/3 时，投入罐里，将火罐迅速扣在选定的部位上。投火时，不论使用纸卷还是纸条，都必须高出罐口一寸[①]多，等到燃烧一寸左右后，纸卷和纸条都能斜立罐里一边，火焰不会烧着皮肤。初学投火法，还可在被拔地方放一层湿纸，或涂点水，让其吸收热量，可以保护皮肤，如图 7-3-5 所示。

②闪火法：用 7 ～ 8 号粗铁丝，一头缠绕石棉绳或线带，做好酒精棒。

使用前，将酒精棒稍蘸 95% 酒精，用酒精灯或蜡烛燃着，将带有火焰的酒精棒一头，往罐底一闪，迅速撤出，马上将火罐扣在应拔的部位上，此时罐内已成负压即可吸住。优点是当闪动酒精棒时火焰已离开火罐，罐内无火，可避免烫伤，优于投火法，如图 7-3-6 所示。

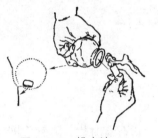

图 7-3-5 投火法

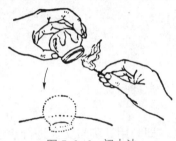

图 7-3-6 闪火法

③滴酒法：向罐子内壁中部少滴 1 ～ 2 滴酒精，将罐子转动一周，使酒精均匀地附着于罐子的内壁上（不要沾罐口），然后用火柴将酒精燃着，将罐口朝下，迅速将罐子扣在选定的部位上。

④贴棉法：扯取大约 0.5 厘米见方的脱脂棉一小块，薄蘸酒精，紧贴在罐壁中段，用火柴燃着，马上将罐子扣在选定的部位上。

准备一个不易燃烧及传热的块状物，直径为 2 ～ 3 厘米，放在应拔的部位上，上置小块酒精棉球，将棉球燃着，马上将罐子扣上，立刻吸住，可产生较强的吸力。

⑤水罐法：一般应用竹罐。先将罐子放在锅内加水煮沸，使用时将罐子倾倒，用镊子夹出，甩去水液，或用折叠的毛巾紧扣罐口，趁热按在皮肤上，即能吸住。

⑥抽气法：先将青霉素、链霉素等废瓶磨成的抽气罐紧扣在需要拔罐的部位上，用注射器从橡皮塞抽出瓶内空气，使产生负压，即能吸住。或用抽气筒套在塑料杯罐活塞上，将空气抽出，即能吸着。

七、拔火罐禁忌

饱腹、空腹都不宜操作；早起要先排便；同一部位不能天天拔，在拔罐的斑痕未消退前，

[①]1 寸≈3.33 厘米。

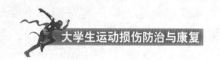

不可再拔罐等。而对于某些人群，属于拔火罐的禁忌人群，有心脏病、血液病、皮肤病、皮肤损伤、精神病或神经质的人，肺结核及各种传染病、各种骨折、极度衰弱、过饱、过饥、过渴、醉酒等，均应禁用或慎用拔罐疗法。过于瘦弱的人也不宜用火罐。头部、心脏处要慎用，不能什么伤痛都用火罐，外伤、内部肌肉撕裂等都不可用火罐，否则将适得其反。

八、思考题

拔火罐的目的是什么？

第四节　针灸疗法

一、针灸疗法概述

针灸疗法，即利用针刺与艾灸进行治疗，起源于新石器时代。"针"即针刺，以针刺入人体穴位治病。它依据的是"虚则补之，实则泻之"的辨证原则，进针后通过补、泻、平补平泻等手法的配合运用，以取得人体本身的调节反应；"灸"即艾灸，以火点燃艾炷或艾条，烧灼穴位，将热力透入肌肤，以温通气血。针灸是针法和灸法的总称。针法是指在中医理论的指导下把针具（通常指毫针）按照一定的角度刺入患者体内，运用捻转与提插等针刺手法来对人体特定部位进行刺激从而达到治疗疾病的目的。刺入点称为人体腧穴，简称穴位。根据最新针灸学教材统计，人体共有 361 个正经穴位。灸法是以预制的灸炷或艾草在体表一定的穴位上烧灼、熏熨，利用热的刺激来预防和治疗疾病。通常以艾草最为常用，故而称为艾灸，另有隔药灸、柳条灸、灯芯灸、桑枝灸等方法。如今人们生活中也经常用到的多是艾条灸。

二、针灸的方法

针灸的方法很多，常用的有针刺法、电针法和灸法。

三、针灸的治疗作用

1. 疏通经络

疏通经络的作用就是可使淤阻的经络通畅而发挥其正常的生理作用，是针灸最基本最直接的治疗作用。经络"内属于脏腑，外络于肢节"，运行气血是其主要的生理功能之一。经络不通，气血运行受阻，临床表现为疼痛、麻木、肿胀、瘀斑等症状。针灸选择相应的腧穴和针刺手法及三棱针点刺出血等，使经络通畅，气血运行正常。

2．调和阴阳

针灸调和阴阳的作用就是可使机体从阴阳失衡的状态向平衡状态转化，是针灸治疗最终要达到的目的。疾病发生的机理是复杂的，但从总体上可归纳为阴阳失衡。针灸调和阴阳的作用是通过经络阴阳属性、经穴配伍和针刺手法完成的。

3．扶正祛邪

针灸扶正祛邪的作用就是可以扶助机体正气及祛除病邪。疾病的发生发展及转归的过程，实质上就是正邪相争的过程。针灸治病，就是要发挥其扶正祛邪的作用。

四、针灸在运动损伤中的适用症状

针灸用于治疗急性损伤与慢性损伤及软组织韧带损伤、腱鞘炎、胫骨疲劳性骨膜炎、膝关节扭伤、腰肌劳损、腰椎间盘突出症、运动损伤疾病。

五、针灸的穴位分布

针灸在长期的医疗实践中，形成了由十四经脉、奇经八脉、十五别络、十二经别、十二经筋、十二皮部及孙络、浮络等组成的经络理论，以及361个腧穴以及经外奇穴等腧穴与腧穴主病的知识，发现了人体特定部位之间特定联系的规律，创造了经络学说，并由此产生了一套治疗疾病的方法体系。通常肘、膝以下穴位，称为五腧穴，包括井、荥、输、经、合等穴位使用较多，即肘关节、膝关节下方、四肢穴位常用于针灸治疗。背俞穴、募穴也使用较多，主要可用于调节脏腑，以及八脉交会穴大部分也在肘、膝关节以下。此外穴位针灸效果较明显的特定穴，在部分特殊疾病上也会经常用到，所以较多特定穴相对也较重合，如图7-4-1～图7-4-3所示。

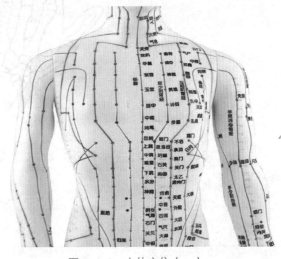

图7-4-1 人体穴位（一）

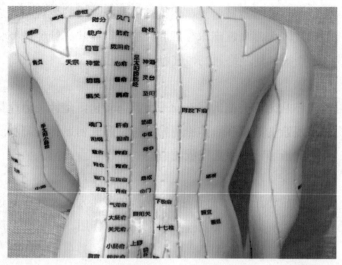
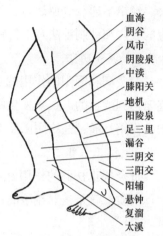

图 7-4-2　人体穴位（二）　　　　　　图 7-4-3　人体穴位（三）

六、针灸操作方法

腰痛穴：如图 7-4-4 所示，在骨间背侧肌中；布有掌背动脉、手背静脉网；布有掌背神经、指掌侧总神经。

急性腰痛按压腰痛穴

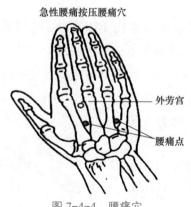

图 7-4-4　腰痛穴

定位：手背，在第 2、3 掌骨及第 4、5 掌骨之间，当腕横纹与掌指关节中点处（腕背横纹下 1 寸），一手两穴。

歌诀：（平衡针中的腰痛穴，上面讲的是经外奇穴的腰痛穴）

腰痛穴位额正中，针刺滑车上神经，定位取穴三方向，主治各种腰痛症，椎间盘出腰扭伤，腰肌劳损用之灵。（3 寸毫针双侧腰痛 / 中腰痛向下平刺 1 ～ 2 寸，左侧腰痛向右平刺，右侧腰向左平刺，腰上部向上平刺 1 ～ 2 寸）

主治：腰部软组织损伤，椎间盘脱出，强直性脊柱炎，急性腰扭伤，腰肌劳损，坐骨神经痛，不明原因的各种腰痛。

刺灸法：直刺 0.3 ～ 0.5 寸或向掌心斜刺 0.5 ～ 1 寸；可灸。

功能：活血化瘀，调节神经，止痛消炎。

手法：针刺手法采用上下提插法，达到要求针感时，即可出针。单侧腰痛为平刺手法，不提插，对重症腰痛患者疼痛未完全控制，但在不发生晕针的情况下，可以留针。

针感：以局限性、强化性针感出现的酸麻胀为主。

按语：腰痛穴是以部位功能定名的一个特定穴位，临床主要用于治疗腰部急性炎症及慢性炎症引起的病变为主。对腰部软组织损伤、椎间盘突出有显著效果。因炎症引起的坐骨神经痛还需配针刺相关穴位，包括臀痛穴、膝痛穴、踝痛穴。一般在炎症期、水肿期需要卧床 3 ～ 4 周。待临床治愈后，两个月内还要减少环境诱发因素，以巩固临床疗效。

七、针灸的注意事项

（1）常规针灸的注意事项：治疗后避免受凉，特别应避开空调，因寒冷之邪对经络伤害较大，注意局部皮肤避免沾水，忌食辛辣刺激食物；

（2）特殊针灸后的注意事项：如小针刀治疗后 2 天内，操作部位不可碰水，以防感染，治疗后 24 小时内不宜进行热敷以防皮下出血；刺络放血后局部皮肤注意减少刺激，不可外用药物或药粉刺激皮肤，以防感染；艾灸、拔罐后若局部出现水泡，较小水泡一般可自行吸收，较大者需刺破水泡使水液流出，进行无菌消毒。

八、思考题

针灸在运动损伤中的适用症状有哪些？

第四部分　运动损伤康复训练篇

第八章　运动损伤治疗后的康复性训练

【学习目标】

◆知识目标

使学员们了解运动损伤治疗后的康复性训练理论知识、康复训练原则、康复训练目的、康复评定的目的与要求。

◆能力目标

使学员掌握一般康复训练方法与康复治疗方法。

◆素养目标

培养学生在运动损伤后的康复实践能力。

【本章重点】

运动损伤后的康复训练原则、目的、方法

肩关节损伤的康复训练

踝关节扭伤的康复训练

膝关节损伤与 ACL 损伤术后的康复训练

腰椎间盘突出症的康复训练

腘绳肌损伤的康复训练

第一节 运动损伤治疗后的康复训练概述

一、康复训练的概念

在治疗的全过程中始终贯彻"动静结合"的思想，是运动损伤治疗过程中的重要问题。康复训练是在运动损伤治疗的后期上升到主导地位，即开展治疗性的、有益的合理训练活动，促进肌肉、关节、韧带的功能恢复和强健，同时提高整个机体的健康水平。

由于运动损伤导致局部机体活动受阻，产生一定的功能障碍，影响活动、训练。一切治疗手段和方法的目的，均围绕消除这些障碍。"流水不腐"，只有通过合理的、科学的活动才能"拨正"和消除功能障碍，光治不动或乱动，均不能有效地"排障"。这是积极的疗伤理念。

运动损伤治疗中的康复训练是一个整体观念，而不是局部活动的观念。要有好的、科学的训练活动，才能收到事半功倍的效果。因此，必须在康复训练活动中严格地掌握、运用合乎客观规律的基本原则和手段方法。

二、康复训练的目的

（1）保持良好身体状态。通过康复训练可以预防肌肉萎缩和挛缩，提高肢体的运动能力，维持良好的心肺功能，使其一旦伤愈便能立即投入正常的体育锻炼。

（2）防止停训综合征。个体在长期的体育运动中建立起来的各种条件反射性联系，一旦突然停止锻炼便可能遭到破坏，进而产生严重的机能紊乱，如神经衰弱、胃扩张、胃肠道机能紊乱等。

（3）伤后进行适当的康复性锻炼，可加强关节的稳定性，改善伤部组织的代谢与营养，加速损伤的愈合，促进功能、形态和结构的统一。

（4）通过伤后的康复训练，可以使机体能量代谢趋于平衡，防止体重的增加，缩短伤愈后恢复锻炼所需的时间。

三、康复训练的原则

（1）正确的、全面的诊断。科学合理的康复计划必须建立在正确的、全面的诊断基础上，错误或不完整的诊断会延迟、阻碍损伤的康复进程。

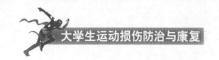

（2）个别对待。根据不同的年龄、病情、机能状态选择运动手段、预备姿势及运动量以发展和改善肌肉的功能（力量、速度、耐力）及关节活动度。

（3）伤后的康复训练以不加重损伤、不影响损伤的愈合为前提。应尽量不停止全身的和局部的活动。而且，伤部肌肉的锻炼开始得越早越好。

（4）康复训练计划遵循全面训练、循序渐进、适宜大运动量的原则。在损伤愈合过程中，康复动作的幅度、频率、持续时间、负荷量的大小等都应逐渐增加。否则，会加重损伤或影响损伤的愈合，甚至会使损伤久治不愈而变成陈旧性损伤。康复训练应注意局部专门练习与全面身体活动相结合。在损伤初期，由于局部肿胀充血、疼痛和功能障碍等，这时以全面身体活动为主，在不加重局部肿胀和疼痛的前提下，进行适当的局部活动。随着时间的推移，损伤逐渐好转或趋向愈合，局部活动的量和时间可逐渐增加。

（5）功能锻炼应在医护人员的指导下循序渐进地进行，运动范围由小到大，次数从少到多，时间由短到长，强度由弱到强，活动度以不感到疲劳为准，骨折部位未出现疼痛为度，活动应以恢复肢体生理功能为中心。应围绕恢复负重行走能力进行训练。但是功能锻炼不能干扰骨折的固定，更不能做不利于骨折愈合的活动。进入恢复期后要准确地对有障碍的关节进行运动，不能用邻近的关节来代替。要先恢复关节运动的范围、幅度及关节活动的顺利度，达到关节活动时没有阻碍，再开始恢复关节运动，如与理疗配合，则在理疗后进行功能锻炼。

四、康复训练分期

1. 早期

早期即在伤后1～2周，此时伤肢肿胀、疼痛、骨折断端不稳定，容易再移位。因此，此期功能锻炼的主要目的是促进患肢的血液循环，以利于消肿和稳定骨折。康复训练的主要形式是伤肢肌肉的等长收缩。等长收缩，就是在关节不动的前提下，肌肉做有节奏的静力收缩和放松，即我们平时所说的绷劲和松劲，通过肌肉的等长可以预防肌肉萎缩或粘连。此期的康复训练原则上除了骨折处上下关节不运动外，身体的其他部位均应进行正常的活动。

2. 中期

中期是伤后2周至骨折的临床愈合期。此期伤肢肿胀逐渐消退，疼痛减轻，骨折断端有纤维连接，并逐渐形成骨痂，骨折处日趋稳定。此期除继续做伤肢的肌肉收缩训练外，还可在康复治疗师的帮助下，逐渐恢复骨折端、远程未固定的关节的活动和骨折处上下关节的活动，并逐渐由被动活动转为主动活动，以防邻近关节的关节活动度下降；在病情允许的前提下，应尽早起床进行全身活动。此外，可配合理疗以达到消肿、化瘀并以促进骨痂形成为目的。伤后5～6周，骨折有足够的骨痂形成，可进一步扩大活动的范围和力量，由一个关节到多个关节逐渐增加主动的关节屈伸活动，防止肌肉萎缩，避免关节僵硬。

3. 后期

此时骨性骨痂已形成，X 线已显影，骨骼有了一定的支撑力，但邻近关节的关节活动度下降，出现肌肉萎缩等功能障碍。此期康复的目的是恢复受累关节的关节活动度、增强肌肉的力量，使肢体功能恢复。康复训练主要形式是伤肢关节的主动活动和负重练习，使各关节迅速恢复到正常活动范围和肢体的正常力量。恢复期进行康复的同时可配合理疗及步态训练等。

五、康复训练方法

康复训练具有明显的科学性和实践性，必须在教师或医务人员的指导下科学地进行。同时，康复训练又必须有患者的主观能动性，积极主动认真地做好每一项活动。防止康复训练中盲目、过早地进入大强度的负荷活动，这是必须警惕的问题。

1. 主动活动与被动活动

（1）主动活动：患处依靠本身的肌肉力量做负重或不负重的功能活动，逐步恢复、增强、提高肌肉的力量、关节活动度及活动的速率。

（2）被动活动：依靠外力的帮助做患处的功能活动，通过被动活动使患处的功能范围逐步扩大，促进患处淤血、粘连进一步吸收。

（3）主动活动与被动活动的练习次序：一般情况下，先做被动活动，再做主动活动。也可在主动活动后再做被动活动。若被动活动后做，则进行操作时的负荷量要适当加大，最大不可超过正常的活动范围，否则，会造成患处的再次损伤。

2. 动力练习与静力练习

（1）动力练习：利用本身肌肉力量做肌肉、关节、韧带的负重或不负重的功能练习，如做关节绕环、屈伸、跑步，连续跳跃、投掷、拉力器练习、扩胸器练习等。

（2）静力练习：利用本身肌肉、关节、韧带的力量，使患处保持一定角度的功能位置，控制一定时间的练习，逐步提高强度（角度、时间），促进患处的新陈代谢，增强功能。练习时可控制负荷进行，但最大负荷不要超过本人健康时的强度。特别对关节、韧带部位的损伤，静力练习尤为重要。

（3）动力练习与静力练习的练习次序：先做静力练习，再做动力练习，也可在动力练习后再做一次静力练习，但时间要比第一次静力练习少 1/2。应当注意，冬天做静力练习，不要在风口、太冷的地方进行，以免发生其他疾病，影响健康。

3. 逆向练习

康复训练中的逆向练习，对大多数运动损伤的治疗大有好处。尤其对消除机体损伤部位的"痕迹"，更具其独特的功效。

何为逆向练习？简单地讲，腹部损伤的康复练习必做背部的练习、上肢部位的损伤必做下肢部位的康复练习、右侧损伤必做左侧的康复练习。另外，屈、伸肌群，外展、内收肌群，旋内、旋外肌群等，按同理应用。当然，这不是讲不要做患处的康复练习，而是强调做相对应部位的练习，增加活动量，产生健侧机体的优势兴奋，从而淡化、抑制患侧机体的兴奋灶，并使之进入良性状态，达到修复损伤痕迹的效果。同时，练习健侧的肌肉群也有利于放松患侧的肌肉、关节紧张度，促进患侧的血液循环，直接加速了患处损伤组织的修复。如果使用对抗性的康复练习，练习开始前，必须对患处做好保护工作，如贴好应力橡皮膏等，以免造成肌肉、关节的再次损伤。

六、康复训练的评定

康复训练的目的，是使机体在最短的时间里通过针对性的练习消除由于损伤造成的功能障碍。因此，评定康复训练效果的主要指标就是康复训练所花的时间和患处功能恢复的程度。所花时间最少，功能恢复最好，则是最佳的效果。康复训练对患处功能恢复状态的优劣由肌肉、关节、韧带的力量、活动范围、负荷强度及练习后机体的反映诸方面因素组成。为便于掌握，列简表做参考。必须明确，康复训练的效果一般不要求达到100%，经过康复训练达到A级评定，无特殊问题患者即可投入正常的体育活动，结束康复训练阶段（表8-1-1）。

表8-1-1 康复训练的评定

项目等级	力量	活动范围	负荷强度	机体反应	评定等级
A	90%以上	正常	90%	无特殊	优
B	70%～80%	接近正常	70%～80%	略有不适	良
C	60%～70%	80%以上	70%左右	勉强	中
注：本人原基础为100%					

七、思考题

简述康复训练的原则。

第二节　腕关节损伤治疗后的康复训练

一、腕关节损伤的原因

人体关节中活动最灵活、使用最频繁的关节之一就是腕关节，其很容易因为意外或间接暴力和过度牵拉造成关节周围韧带、肌肉和关节囊等软组织的损伤，也就是我们常说的腕关节损伤。

二、腕关节生理结构解析

腕关节是一个由多关节组成的复杂关节，包括桡腕关节、腕骨间关节和腕掌关节、桡尺远侧关节等，它们相互关联统称为腕关节。桡腕关节由桡骨远端、尺骨远端的三角软骨盘和近排腕骨中的舟、月、三角骨构成。腕骨间关节由近排腕骨和远排腕骨构成。

腕关节韧带如下：

（1）腕掌侧韧带：以桡腕掌侧韧带最坚强。

（2）腕背侧韧带：不如腕掌侧韧带坚强，主要为桡腕背侧韧带。

（3）腕桡侧副韧带：由桡骨茎突至舟骨结节和大多角骨。

（4）腕尺侧副韧带：由尺骨茎突至三角骨和豆骨。

（5）腕横韧带：由舟骨结节和大多角骨至豆骨和钩骨钩。

（6）腕骨间韧带：有一系列韧带紧密连接各腕骨，其附着点有血供进入腕骨。

腕关节主要具有屈和伸的功能，也有桡偏和尺偏功能。远尺桡关节与近尺桡关节共同完成前臂的旋前和旋后功能。

三、腕关节损伤症状

腕关节损伤一般可分为急性损伤和慢性劳损。

（1）急性损伤：在体能训练中由于不慎跌扑，手掌猛力撑地或因持物而突然旋转或伸屈腕关节，造成关节周围肌腱、韧带的撕裂伤，当暴力过大时可合并撕脱骨折和脱位。

（2）慢性劳损：腕关节超负荷的过度劳累及腕关节长期反复操劳积累，使某一肌肉、韧带、肌腱处于紧张、收缩状态，加之轻微的外力而造成损伤。损伤后，软组织撕裂，局

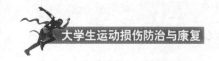

部渗出或出血，肌腱移位，日久可致粘连。

各损伤情况的症状如下：

（1）急性损伤：腕部疼痛，活动时痛剧，夜间常因剧痛而致寝不安。肿胀、皮下瘀斑明显。腕关节功能受限。

（2）慢性劳损：腕关节疼痛不甚，作较大幅度活动时，伤处可有痛感。无明显肿胀，腕部常有"乏力""不灵活"之感。

（3）腕背侧韧带与伸指肌腱损伤：腕关节用力掌屈时，在背侧发生疼痛。

（4）腕掌侧韧带与屈指肌腱损伤：腕关节用力背屈时，在掌侧发生疼痛。

（5）桡侧副韧带损伤：当腕关节向尺侧倾斜时，在桡骨茎突部发生疼痛。

（6）尺侧副韧带损伤：当腕关节向桡侧运动时，尺骨小头处疼痛。

（7）肌腱等的复合损伤：向各种方向运动均发生疼痛，且活动明显受限。

（8）腕部三角纤维软骨损伤：手腕尺侧疼痛（小手指侧），在手腕旋前或旋后时会有咔嗒声或劈裂声（弹响）。握力下降，手腕扭力变差（拧毛巾、转动门把手使不上劲）。

四、腕关节康复训练

1. 腕关节活动度练习

动作要领如图 8-2-1 所示。

（1）轻柔地向前弯曲腕关节（屈曲），在最屈曲的位置上坚持 5 秒。

（2）轻柔地向手背侧弯曲腕关节（背伸），在最背伸的位置上坚持 5 秒。

（3）轻柔地向手的拇指侧和小指侧活动腕关节（桡偏和尺偏），在最桡偏和尺偏的位置上各坚持 5 秒。

练习要求：每天3组，每组10次，每次每个位置各坚持5秒。

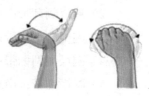

图 8-2-1　腕关节活动度练习

2. 腕关节拉伸练习

动作要领如图 8-2-2 所示。

（1）借助健侧手帮助患侧腕关节进行拉伸练习。

（2）压住患侧手背使腕关节尽量屈曲，维持姿势不动。

（3）搬住患侧手掌或手指使腕关节尽量背伸，维持姿势不动。

（4）注意保持患侧肘关节处在伸直位。

练习要求：每天3组，每组3次，每次每个位置坚持15～30秒。

3. 腕关节背伸拉伸与屈曲拉伸练习

动作要领如图 8-2-3 所示。

（1）面向桌子或窗台站立，双手掌撑住桌面，指尖向前，

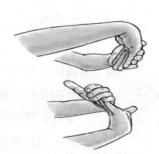

图 8-2-2　腕关节拉伸练习

并保持肘关节伸直。

（2）将身体前倾，感觉腕关节掌侧有牵拉感。

练习要求：每天 3 组，每组 3 次，每次坚持 15 ～ 30 秒。

4．前臂旋前与旋后练习

动作要领如图 8-2-4 所示。

（1）屈肘 90 度，前臂向前，五指并拢伸开。

（2）掌心向下维持 5 秒，然后缓慢向外旋转使掌心向上，维持 5 秒。

（3）练习过程中注意肘关节始终紧贴身体，如果很容易完成，可以手握哑铃练习。

练习要求：每天 3 组，每组 10 次。

5．腕关节屈曲练习

动作要领如图 8-2-5 所示。

（1）掌心向上，手握哑铃。

（2）匀速向上用力使腕关节屈曲，然后缓慢放松回到原位。

（3）根据自己练习的情况可以适当增加哑铃重量。

练习要求：每天 3 组，每组 10 次。

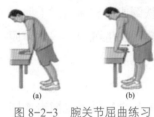 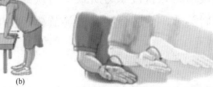 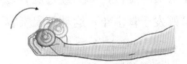

图 8-2-3 腕关节屈曲练习　　图 8-2-4 前臂旋前和旋后练习　图 8-2-5 腕关节背伸拉伸屈伸拉

（a）步骤一；（b）步骤二　　　　　　　　　　　　　　　　　　　　　　伸练习

6．腕关节背伸练习

动作要领如图 8-2-6 所示。

（1）掌心向下，手握一听饮料或哑铃。

（2）匀速向上用力使腕关节背伸，然后缓慢放松回到原位。

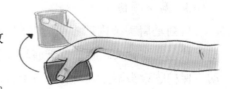

（3）根据自己练习的情况可以适当增加哑铃重量。

练习要求：每天 3 组，每组 10 次。

图 8-2-6 腕关节背伸练习

7．握力练习

动作要领如图 8-2-7 所示。

（1）手握住橡皮球、橡皮圈或握力器。

（2）用力抓紧，并维持姿势不动。

练习要求：每天 3 组，每组 10 次，每次坚持 5 秒。

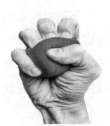

图 8-2-7 握力练习

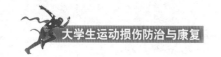

第三节　肩关节损伤治疗后的康复训练

一、肩关节损伤机制

肩关节为全身最灵活的球窝关节，也是最容易受伤的关节，可做屈、伸、收、展、旋转及环转运动。关节头与关节窝的面积差度大、关节囊薄而松弛等结构特征，反映了它具有灵活性运动的机能。肩关节周围有大量肌肉通过。这些肌肉对维护肩关节的稳固性有重要意义，但关节的前下方肌肉较少，关节囊又最松弛，所以是关节稳固性最差的薄弱点，容易发生脱位等损伤。

二、肩关节损伤特征

1. 肩关节脱位

当上肢处于外展、外旋位向后跌倒时，手掌或肘部着地，易发生肩关节的前脱位。创伤是肩关节脱位的主要原因，多为间接暴力和直接暴力所致。当跌倒或受到撞击时上肢处于外展外旋位，暴力经过肱骨传导到肩关节，使肱骨头突破关节囊而发生脱位。肩关节脱位好发于青中年，运动等因素容易诱发。

2. 肩峰撞击综合征

肩部前屈、外展时，肩峰下的空间变小压力增高，肱骨大结节与喙肩弓反复撞击，冈上肌肌腱通过喙肩弓下方时受到反复挤压，导致肩峰下滑膜囊炎症、肩袖组织蜕变，甚至撕裂所引起的肩部疼痛和功能障碍。除了出现肩部疼痛及肩部无力症状，部分患者可出现疼痛弧征（患臂上举 60 ～ 120 度时疼痛加重）。

3. 肩袖损伤

肩袖是肩关节内四根肌腱（冈上肌、冈下肌、小圆肌、肩胛下肌）的统称，它们呈袖套状包绕肱骨头。肩袖位于肩峰和肱骨头之间，主要功能是帮助肩关节稳定和肩关节运动，保护肱骨头不受三角肌牵拉上移，避免与肩峰撞击，这是一组十分重要的结构。但肩袖也是一种非常容易受到损伤和撕裂的组织。

肩袖损伤是肩关节最常见的软组织损伤。肩袖一旦损伤，就需要制动，严禁锻炼。因为肩袖有一定张力，如果肩袖损伤导致一个小裂口，由于持续的张力，这个小裂口很难自愈，而在这种情况下，仍然坚持肩关节的拉伸锻炼，势必导致撕裂口越来越大，最终会导致巨大或难修复性肩袖撕裂。

三、肩关节损伤康复训练

下面介绍部分常用的肩部损伤康复练习方法：

轻微肩部损伤、肩周炎以及损伤康复的后期重返运动场前后可以依照这些方法进行康复锻炼，减轻症状，避免损伤加重，增加运动表现（图 8-3-1）。

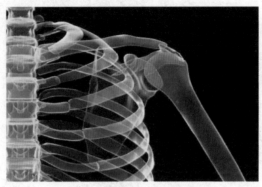

图 8-3-1　肩关节损伤

1．徒手训练动作

W 形伸展→ T 形伸展→ Y 形伸展→臂平侧向下摆肘→双臂平举环绕。

训练动作一：W 形伸展

动作要领（图 8-3-2）：

（1）身体直立，双脚间距略比肩宽，腹部收紧，挺胸抬头，目视前方。双膝微屈，膝盖不超过脚尖；背部挺直，双臂置于身前，双手握拳，拳心相对，拇指伸直。

（2）双侧肩胛骨向前、向内收紧，双臂屈肘向侧上方抬起，直至肘部与躯干呈 W 字形。

练习频率：12 次为一组，每次做 2 组

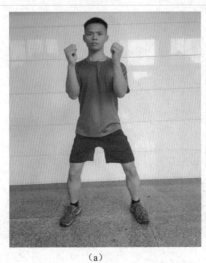 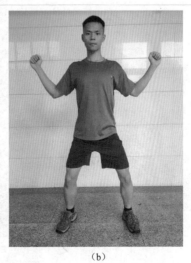

（a）　　　　　　　　　　　　　（b）

图 8-3-2　W 形伸展

（a）示范一；（b）示范二

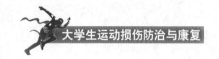
训练动作二：T形伸展

动作要领（图8-3-3）：

（1）身体直立，双脚间距略比肩宽，腹部收紧，挺胸抬头，目视前方。双膝微屈，膝盖不超过脚尖；背部挺直，双臂置于身前，双手握拳大拇指朝上，拳心相对，拇指伸直。

（2）双侧肩胛骨向左、向右收紧，双臂屈肘向侧上方抬起，直至肘部与躯干呈T字形。

练习频率：12次为一组，每次做2组

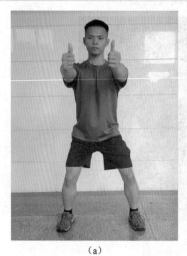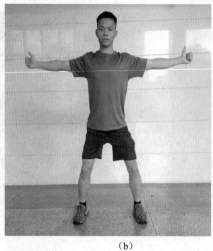

（a）   （b）

图8-3-3 T形伸展

（a）示范一；（b）示范二

训练动作三：Y形伸展

动作要领（图8-3-4）：

站立位，身体呈一条直线，背部挺直，挺胸抬头，双手向前伸直，稍往外打开呈Y形，大拇指朝上，呼气时缓慢向左右两边外展，双侧肩胛骨向上、向中间靠拢，不可耸肩，不可仰头或低头，吸气时缓慢放下；

练习频率：10次为一组，每次做3组

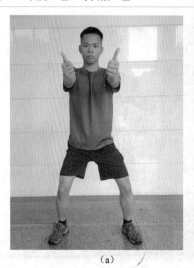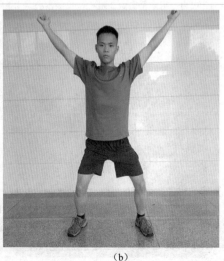

（a）   （b）

图8-3-4 Y形伸展

（a）示范一；（b）示范二

训练动作四：臂平侧向下摆肘

动作要领（图 8-3-5）：

（1）大臂抬起与身体呈 90 度，小臂与大臂呈 90 度。

（2）肩向下旋转带动小臂向下摆动。

（3）肩向下旋转时不要耸肩不要内旋。

练习频率：8 次为一组，每次做 3 组

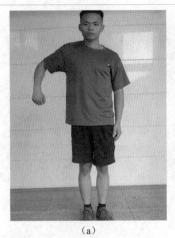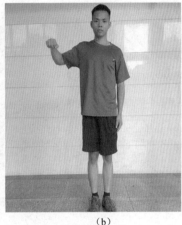

（a）　　　　　　　　　　　（b）

图 8-3-5　臂平侧向下摆肘

（a）示范一；（b）示范二

训练动作五：双臂平举环绕

动作要领：

（1）两臂展开至水平，两肩放松。

（2）两肩带动手臂做环绕运动，幅度尽量大。

（3）增强肩关节活动能力。

练习频率：30 秒为一组，每次做 3 组

双臂平举环绕

2．弹力绳阻力训练动作

立姿向后展臂→肩后侧平伸→弯姿提肩→立姿平侧推举→肩胛上举→肩胛外旋→小臂向上摆肘。

训练动作一：立姿向后展臂

动作要领（图 8-3-6）：

（1）起始动作两臂抬至水平后肩胛骨向后收缩合并。

（2）肩关节水平外展成 W 形，再进行外旋动作。

（3）阻力带不宜强度过大。

练习频率：10 次为一组，每次做 3 组

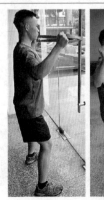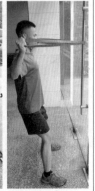

（a）　　　　　（b）

图 8-3-6　立姿向后展臂

（a）示范一；（b）示范二

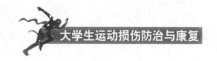

训练动作二：肩后侧平伸

动作要领（图8-3-7）：

（1）弹力带置于脑后与肩关节上方，两手抓住弹力带两端。

（2）两肩向上伸展至水平，向后进行平形伸展动作，阻力适中。

（3）活化上中斜方肌，增强肩关节稳定性。

练习频率：10次为一组，每次做3组

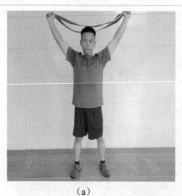
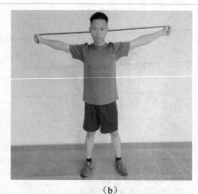

（a）   （b）

图8-3-7　肩后侧平伸

（a）示范一；（b）示范二

训练动作三：弯姿提肩

动作要领：

（1）上身前倾，起始动作下沉肩部。

（2）向上向后提肩时收紧斜方肌。

练习频率：12次为一组，每次做3组

弯姿提肩

训练动作四：立姿平侧推举

动作要领（图8-3-8）：

（1）起始动作两臂抬至水平，肩胛骨向后缩合并。

（2）向前推弹力带时上身稳定，动作缓慢进行，双手微屈拳心向下。

（3）抵抗弹性阻力肩胛前突。

练习频率：12次为一组，每次做3组。

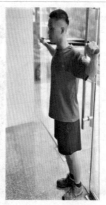
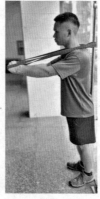

（a）   （b）

图8-3-8　立姿平侧推举

（a）示范一；（b）示范二

训练动作五：肩胛上举

动作要领（图 8-3-9）：

（1）起始动作手臂在体前呈斜下 45 度。

（2）抵抗弹性阻力向斜上展肩。

（3）增强肩关节周围肌肉强度，增强肩关节稳定性。

练习频率：12 次为一组，每次做 3 组

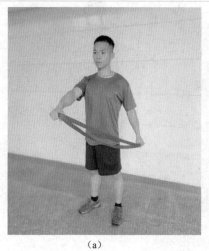 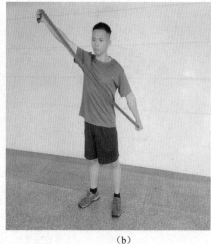

（a） （b）

图 8-3-9 肩胛上举

（a）示范一；（b）示范二

训练动作六：肩胛外旋

动作要领（图 8-3-10）：

（1）起始动作大臂贴紧身体肩内旋。

（2）保持大臂贴紧抵抗阻力做肩外旋。

（3）增强肩关节活动能力及稳定性。

练习频率：12 次为一组，每次做 3 组

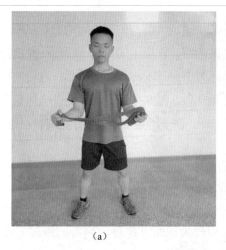 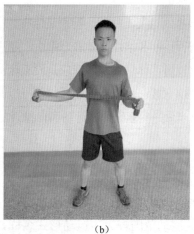

（a） （b）

图 8-3-10 肩胛外旋

（a）示范一；（b）示范二

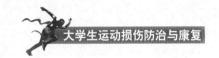

训练动作七：小臂向上摆肘

动作要领（图 8-3-11）：

(1) 大臂抬起与身体呈 90 度，小臂与大臂呈 90 度。

(2) 抵抗弹性阻力肩向上旋转带动小臂向上摆动。

(3) 肩向上旋转时，不要耸肩不要内旋。

练习频率：10 次为一组，每次做 3 组

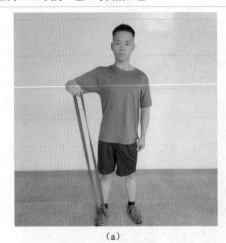
(a)

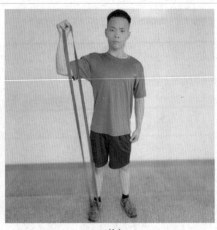
(b)

图 8-3-11　小臂向上摆肘
(a) 示范一；(b) 示范二

第四节　腰椎间盘突出症的康复训练

一、腰椎间盘突出症的初期治疗

突发腰椎间盘突出症时，特别是伴有大小便失禁或大腿与臀部之间的感觉减弱时，应该及时去医院进行诊断和治疗，如静态牵引，超声波治疗，在医生的指引下服用一些消炎药、止痛药。急性期以卧床休息为主，床应是硬板床；可带腰封等支撑作用的护具；避免使疼痛加剧的活动，如向前弯腰。进入慢性期后，便可以开始热敷、推拿按摩，长期的卧床休息不是最理想的方法，适当做一些躯干伸展运动和自我康复运动，恢复得更快，但要注意有针对性。

二、康复评定

1. 腰椎活动度评定

腰椎的运动范围较大，运动形式多样，表现为屈曲、伸展、侧弯、旋转等多方向的运动形式。L4 ～ L5 和 L5 ～ S1 节段是腰椎动度最大的节段。评定主动运动时，患者取站立位，观察患者腰椎各向动度是否受限，并观察主动活动是否自如，是否伴有疼痛、痉挛

或僵硬。若患者主动运动不受限，可在主动运动达最大动度时施加外力。如患者做某个动作时出现了症状，应该让患者在该诱发症状的体位停留 10 ～ 20 秒，观察症状是否加重。

（1）前屈：腰椎最大屈曲活动度为 60 度。腰椎的前屈与人们俗称的弯腰动作有一定的区别。一般认为，弯腰的活动范围较大，但是弯腰并非为单独的腰椎前屈活动，而是腰椎和髋关节共同运动的结果。

（2）后伸：腰椎后伸的最大活动度为 35 度。当完成这个动作的时候患者应该用双手支撑腰部以稳定腰背部。

（3）侧屈：腰椎侧屈的最大活动度为 20 度。让患者以一侧手放于下肢的侧面尽力向下，测量双侧指尖距离地面的距离。脊柱侧屈常为伴随旋转的复合动作。

（4）旋转：腰椎旋转的最大活动度为 20 度。检查时患者取坐位以排除髋关节和骨盆运动的影响。站立位测量时需固定骨盆。

（5）复合动作检查：腰背部的损伤很少由单一的动作引起，因此检查时需要让患者进行复合动作，如前屈时侧屈、后伸时侧屈、前屈和旋转、后伸和旋转等。小关节突综合征的患者，做后伸和旋转复合动作会引起症状的加重。

2．腰椎肌力和耐力评定

（1）躯干屈肌肌力评定：患者仰卧，屈髋屈膝位，双手抱头能坐起为 5 级肌力；双手平伸于体侧，能坐起为 4 级肌力；仅能抬起头部和肩胛为 3 级肌力；仅能抬起头部为 2 级肌力；仅能扪及腹部肌肉收缩为 1 级肌力。

（2）躯干伸肌肌力评定：患者俯卧位，胸以上在床沿以外，固定下肢，能对抗较大的阻力抬起上身为 5 级肌力；对抗中等阻力抬起上身为 4 级肌力；仅能抬起上身不能对抗阻力为 3 级肌力；仅能抬起头部为 2 级肌力；仅能扪及腰背部肌肉收缩为 1 级肌力。

（3）腹内和腹外斜肌肌力评定：用以测定一侧的腹内斜肌和对侧的腹外斜肌的共同肌力。患者仰卧位，嘱患者尽力抬起头和一侧的肩部，双手抱头能屈曲旋转腰椎为 5 级，双臂胸前交叉能屈曲旋转腰椎为 4 级，双臂前伸能旋转屈曲腰椎为 3 级，仅能抬起头部为 2 级，仅能扪及肌肉收缩为 1 级。

（4）躯干屈肌耐力评定：患者仰卧位，双下肢伸直，并拢抬高 45 度，测量能维持该体位的时间，正常值为 60 秒。

（5）躯干伸肌耐力评定：患者俯卧位，双手抱头，脐以上在床沿以外，固定下肢，测量能保持躯干水平位的时间，正常值为 60 秒。

3．腰椎特殊检查

（1）直腿抬高试验：又称 Lasegue 试验，检查时患者双下肢伸直仰卧，检查者一手扶住患者膝部使其膝关节伸直，另一手握住踝部并慢慢将之抬高，直至患者产生下肢放射痛为止，记录此时下肢与床面的角度，即为直腿抬高角度。正常人一般可达 80 度左右，且无放射痛。在此基础上可以进行直腿抬高加强试验，即检查者将患者下肢抬高到引起放射

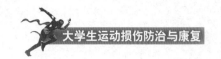

痛的高度后，慢慢放下腿至患者主诉症状消失，然后让患者尽量屈曲颈部或将足背屈，或两者同时进行，如能引起下肢放射痛即为直腿抬高加强试验阳性。

在较为严重的患者中，不仅患侧的直腿抬高试验呈阳性，连健侧的直腿抬高试验也可以为阳性，称为间接直腿抬高试验阳性。这是由于健侧下肢抬高时可使神经根牵动硬膜囊，从而相应改变了对侧神经根与突出物的相对位置，而诱发了疼痛。

（2）股神经牵拉试验：是腰腿痛检查中常用的方法之一，可在俯位、仰卧位或侧卧位进行。在保持髋关节适度的过伸时，将患侧膝关节最大限度屈曲、腹股沟或大腿前侧疼痛视为阳性，交叉股神经牵拉试验则为健侧屈膝时患侧出现症状。股神经牵拉试验有两种做法：一是患者俯卧位，患侧膝关节伸直，检查者将患侧的小腿上提，使髋关节处于过伸位，出现大腿前方痛者为阳性；二是患者俯卧位，两下肢伸直，检查者站于患者侧旁，以手握住患者检查侧踝部，屈曲膝关节，使足跟尽量贴近臀部，出现被检测大腿前方牵拉痛，大腿前方或后方放射痛，或骨盆抬离床面为阳性。此试验原理是牵拉了腰大肌及股四头肌中的股神经而使上位腰神经根紧张，产生疼痛。

（3）"弓弦"试验：患者行直腿抬高试验至产生疼痛，此时保持大腿位置不变，检查者轻度屈曲患者膝关节，症状减轻。然后用拇指在患者腘部加压，如再次出现放射性疼痛，则弓弦试验阳性，说明坐骨神经在其走行区受到压迫。

（4）屈颈试验：患者仰卧位，四肢平放，检查者一手按其胸前，一手置其枕后，缓慢屈其颈部，若出现腰部及患肢后侧放射性疼痛则为阳性，提示坐骨神经受压。此试验原理是：患者屈颈时，可使脊髓上升 25～50 像素，同时向上牵拉神经根及硬膜，在腰骶神经有病变时，可因牵拉神经根而产生大腿后放射痛，严重者可引起患侧下肢屈起，此即为阳性。

（5）屈膝试验：如果患者主诉站立时有坐骨神经痛，让患者向前弯腰伸手去触摸自己的脚尖。如果患者弯腰时受影响，患侧的膝关节屈曲，则认为屈膝试验阳性，坐骨神经根受到压迫。

（6）腰部过伸试验：患者俯卧位，双下肢伸直。检查者一手将患者双下肢向后上方抬高，离开床面，另一手用力向下按压患者腰部，出现疼痛者为阳性，多见于腰椎峡部裂。

（7）拾物试验：将一物品放在地上，令患者拾起。脊椎正常者可两膝伸直，腰部自然弯曲，俯身将物品拾起；如患者先以一手扶膝、蹲下、腰部挺直地用手接近物品，屈膝屈髋而不弯腰地将物拾起，此即为拾物试验阳性，表示患者脊柱有功能障碍，多见于脊椎病变，如脊椎结核、强直性脊柱炎、腰椎间盘脱出、腰肌外伤及炎症等。

（8）背伸试验：患者站立位，嘱患者腰部尽量背伸，如有后背疼痛为阳性，表明患者腰肌、关节突关节或棘上、棘间韧带等有病变，或有腰椎管狭窄症。

三、腰椎间盘突出症康复训练

腰椎间盘突出症患者应积极配合运动疗法，以提高腰背肌肉张力，改变和纠正异常力线，增强韧带弹性，活动椎间关节，维持脊柱正常形态。

1. 早期练习方法

腰背肌练习如下：

（1）五点支撑法：仰卧位，用头、双肘及双足跟着床，使臀部离床，腹部前凸如拱桥，稍倾放下，重复进行，如图 8-4-1 所示。

（2）四点支撑法：仰卧位，用双手和双足跟支撑身体抬起臀部、背部、肩部，如图 8-4-2 所示。

（3）三点支撑法：仰卧位，双手抱胸，用头和双足跟支撑身体抬起臀部，一般要待腰背稍有力量后采用三点支撑法，如图 8-4-3 所示。

（4）飞燕式：俯卧位，双手后伸置臀部，以腹部为支撑点，胸部和双下肢同时抬起离床，如飞燕，然后放松，如图 8-4-4 所示。

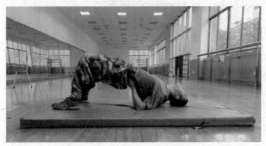

图 8-4-1　五点支撑法

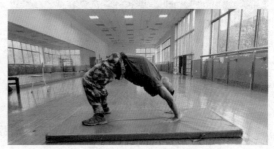

图 8-4-2　四点支撑法

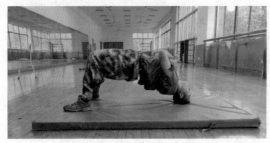

图 8-4-3　三点支撑法

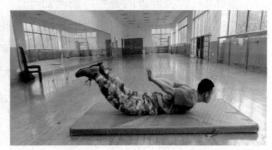

图 8-4-4　飞燕式

2. 麦肯基疗法

练习一：俯卧

动作要领如图 8-4-5 所示。

步骤 1：身体俯卧平趴，双臂放在身体两侧，保持伸直和放松，头转向一侧；

步骤 2：保持这一姿势，做几次深呼吸，然后完全放松全身肌肉 2～3 分钟。

练习频率：每天 6～8 组，中间间隔时间

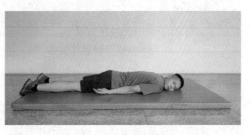

图 8-4-5　俯卧转头

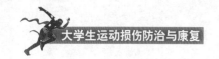

要均匀，也就是约 2 小时做一组。

练习二：俯卧支撑

注意：只有做过练习一之后才能做练习二，同时作为练习三的预备动作。

动作要领如图 8-4-6、图 8-4-7 所示。

步骤 1：保持练习一的姿势；

步骤 2：将手肘放在垂直于肩膀之下的地方，使上半身支撑在前臂之上；

步骤 3：深呼吸几次，然后尽量完全放松腰部的肌肉，保持 2 ～ 3 分钟。

练习频率：每 2 小时做一次。

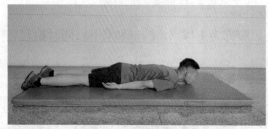
图 8-4-6　俯卧姿势

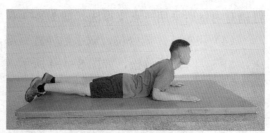
图 8-4-7　上半身支撑

练习三：卧式伸展练习

注意：在第一次进行练习三前，应该先做一次练习一和练习二。

动作要领如图 8-4-8、图 8-4-9 所示。

步骤 1：保持俯卧的姿势，面向前方；

步骤 2：将双手放在肩膀之下，摆出准备做俯卧撑的姿势；

步骤 3：伸直手臂，在疼痛可以忍受的前提下尽量撑起上半身；

步骤 4：练习到最后，背部要伸展到最大的程度，手臂也要尽量伸直。

练习频率：每组练习中应做 10 次，每天应该练习 6 ～ 8 组。

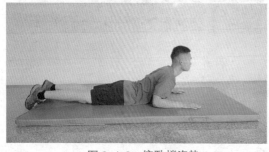
图 8-4-8　俯卧撑姿势

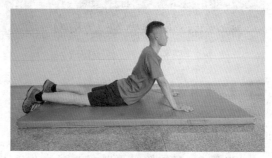
图 8-4-9　撑起上半身

练习四：站立伸展运动

注意：发生急性腰痛时，如果条件不允许躺下来，可以用练习四代替练习三；而在完全康复后，练习四也是很好的预防工具。

动作要领如图 8-4-10、图 8-4-11 所示。

步骤 1：两脚分开站直，双手放在后腰部，四指靠在脊椎两侧；

步骤 2：躯干尽量向后弯曲，使用双手作为支点。

练习频率：随时都可以做。

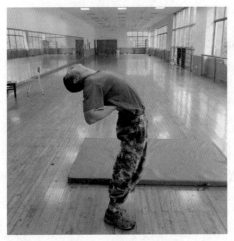 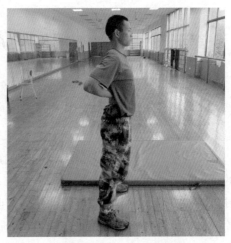

图 8-4-10　站立后伸展　　　　　　　　　　图 8-4-11　站立复原

练习五：平躺弯曲运动

注意：这项练习可以用来治疗下背部受伤所引发的僵硬感。

动作要领如图 8-4-12、图 8-4-13 所示。

步骤 1：平躺在地上或海绵垫上，双腿弯曲，两脚平放；

步骤 2：使双腿靠近胸部；

步骤 3：双手抱住双腿，在疼痛可以忍受的前提下轻柔而缓慢地将两膝尽量靠近胸部。

练习频率：每组仅重复 5 ～ 6 次，每天 3 ～ 4 组，在做过练习四后必须马上做练习五。

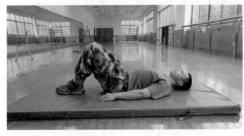 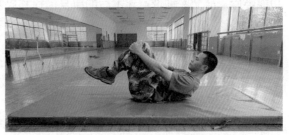

图 8-4-12　平躺　　　　　　　　　　　　　图 8-4-13　抱住双腿

　　麦肯基疗法虽然只有几个简单的动作，却符合腰椎的解剖结构，是有科学根据的。这套动作的原理是符合腰椎生物力学的，当脊柱后伸时椎间盘向前运动（与脊柱前屈时相反），应用此原理可以将腰椎间盘突出的髓核向前松动，从而减少压迫神经的症状。

　　麦肯基疗法主要是强调反向伸展腰椎，是为了恢复正常的生理曲线。对于那些单纯的膨出和轻微突出的腰突患者，麦肯基也许是最好的选择。

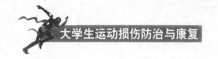
四、思考题

腰椎特殊检查包括哪些试验？

第五节　膝关节损伤与 ACL 损伤术后的康复性训练

一、膝关节损伤训练方案

膝关节是人体最大的关节之一，由股骨内外侧髁、胫骨内外侧髁、髌骨构成，它是人体的承重关节，也是最易劳损的关节之一。膝关节损伤后常常伴随下肢肌肉力量的下降，尤其以股四头肌、腓肠肌、胫骨前肌最为明显，导致下肢神经肌肉功能也逐渐降低，再次损伤的风险也逐渐增加，严重影响人体的运动能力。膝关节损伤康复的目的，就是逐渐恢复膝关节的正常稳定性和基本功能。膝关节损伤后的力量训练康复程序基本一致，只是由于损伤的不同，功能改善的速度和顺序有所差别。军事体能训练中的膝关节损伤多集中在障碍跑、越野跑、耐力跑训练项目上，其中在跨越障碍的训练中发生率最高。

膝关节损伤后的力量训练康复程序主要包括两部分：股四头肌和腘绳肌力量训练；膝关节神经肌肉功能训练。

膝关节前交叉韧带（anterior cruciate ligament，ACL）损伤是最常见而严重的运动创伤之一，ACL 断裂后会引起膝关节不稳，并可导致膝关节一系列后遗病变，因此应该行手术治疗，重建韧带及其功能。为了最大限度地恢复关节的功能，防止患者因长期制动所致的膝关节功能障碍，前交叉韧带重建术后的康复治疗和康复训练十分重要，需要早期介入。

二、膝关节损伤康复训练（力量训练）

1. 靠墙静蹲

膝关节上方的肌肉叫"股四头肌"，其主要作用是伸直膝关节。静蹲可锻炼股四头肌，除能增强力量外，还可改善其对膝关节负重状态的调控，增加膝关节静态及步态稳定性，缓解对膝关节的冲击力，减轻负重和应力，缓解骨关节炎。

练习方式：

（1）动作要领：站立，挺胸抬头，双脚与肩同宽，脚尖朝前，别内、外八字，既锻炼力量，又不增加髌骨关节压力，慢慢蹲至 30 ～ 45 度，静止到双膝酸胀、明显颤抖为止，再起身慢走放松。如果要增加难度，可以在背后放置一个瑜伽球进行以上动作，如图 8-5-1

所示。

（2）练习要求：早、中、晚各1组，每组3次，每次间隔1分钟，练习时精力集中，自然放松。

（3）注意事项：大小腿之间角度不要低于90度，膝盖不要超过脚尖，否则会给膝盖不必要的压力，不利于关节的恢复。

（4）错误动作：膝盖内扣、膝关节打得过开、背部不贴紧、蹲得过低。

2．神经肌肉练习

（1）动作要领：单腿站立在海绵垫等不稳定面上，微屈膝15度，每组保持身体稳定30秒，坚持3～4组，如图8-5-2所示。

（2）练习要求：一周3次，每次3组，每组30秒。

（3）注意事项：尽量避免身体晃动，用膝关节力量维持平衡，可以采用闭眼或增加辅助动作来增加练习难度。

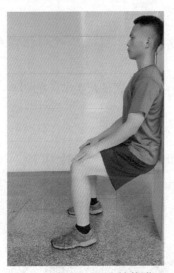
图8-5-1 靠墙静蹲

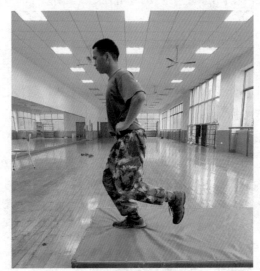
图8-5-2 神经肌肉练习

3．抗阻屈膝

（1）动作要求：俯卧于瑜伽垫上或床上，患者脚踝处负重或以皮筋束于其上，进行最大范围内抗阻屈曲，如图8-5-3、图8-5-4所示。

（2）练习要求：一周3次，每次3组，每组15次。

（3）注意事项：膝关节后交叉韧带断裂重建的患者在术后3个月内不做此项练习。其他患者基本适用，且此动作不引起髌骨关节面压力增大，对即使是比较严重的退行性骨关节病的患者依然适用。

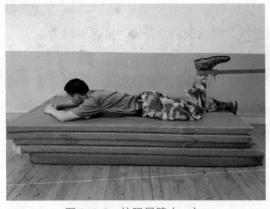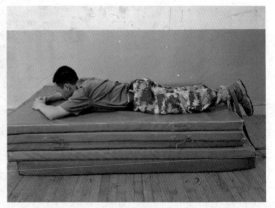

图 8-5-3　抗阻屈膝（一）　　　　　　　　　　图 8-5-4　抗阻屈膝（二）

三、膝关节前交叉韧带术后康复训练

1. 第一阶段：术后 0～4 周

（1）踝泵运动。

①动作要领：坐立位，双手向后支撑，缓慢、用力、全范围屈伸踝关节，如图 8-5-5、图 8-5-6 所示。

②注意事项：避免踝关节频繁屈伸。

③练习要求：每日 2 小时 1 次，每次 1～2 组，每组 20 个，每个坚持 10 秒。

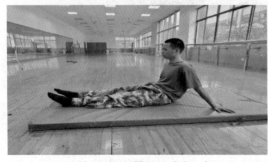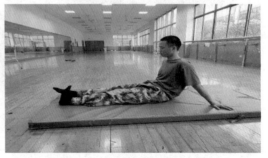

图 8-5-5　踝泵运动（一）　　　　　　　　　　图 8-5-6　踝泵运动（二）

（2）直腿抬高。

①动作要领：仰卧位，伤患腿伸膝后保持膝关节伸直，抬高至足跟离开瑜伽垫 10～15 厘米处，如图 8-5-7、图 8-5-8 所示。

②注意事项：向内勾脚尖，膝关节不能弯曲。

③练习要求：每日 3 组，每组 20～30 次，每次坚持 10 秒，组间休息 15 秒。

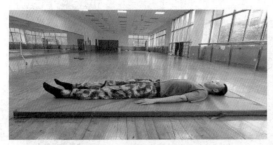

图 8-5-7 直腿抬高（一）

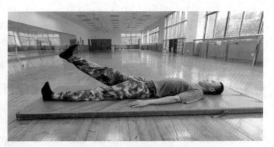

图 8-5-8 直腿抬高（二）

（3）活动髌骨。

①动作要领：坐立位，用手推住髌骨边缘，向上、下、左、右方向缓慢用力推动髌骨至极限位置，如图 8-5-9 所示。

②注意事项：推髌骨时保证是髌骨在发生运动而不是在推动髌骨周围的皮肉发生运动。

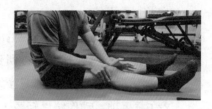

图 8-5-9 活动髌骨

③练习要求：每日 1～2 组，每组每个方向 15～20 次。

（4）关节活动度锻炼。

①动作要领：仰卧位，患者膝关节能够被动伸直到 0 度，屈膝关节到达 60 度，如图 8-5-10 所示。

②注意事项：足部不离开瑜伽垫面，足跟沿瑜伽垫缓慢向后滑动。

③练习要求：每日 4 次，每次约 1 小时。

（5）大腿前侧及后侧肌群的绷紧及放松练习。

①动作要领：

a. 大腿前侧肌群绷紧，髌骨向上提；

b. 大腿后侧肌群绷紧；

c. 足尖下压，足跟向下蹬，大腿稍稍抬起绷紧；

d. 患腿膝关节下垫一枕头，往下压枕头，如图 8-5-11 所示。

②注意事项：抬腿时要缓慢，膝关节尽量伸直。

③练习要求：每日 4 组，每组 10～20 次，每次坚持 5 秒。

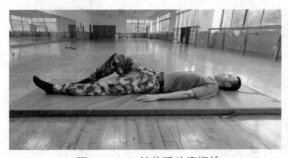

图 8-5-10 关节活动度锻炼

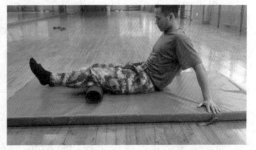

图 8-5-11 大腿前侧及后侧肌群的绷紧及放松练习

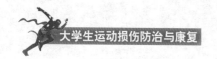

2．第二阶段：术后 4～12 周

（1）上下台阶练习。

①动作要领：上台阶，健康腿先上，膝关节绷直后伤患腿迈上，下台阶，伤患腿先下，膝关节绷直后健康腿迈下，台阶高度逐步由 10 厘米增加到 15 厘米，甚至 20 厘米。

②注意事项：动作缓慢轻盈。

③练习要求：每日 3 次，每次做 10 组。

上台阶练习

下台阶练习

（2）主动伸屈膝练习。

①动作要领：

a. 坐姿，膝关节下方垫一毛巾卷或枕头；

b. 伸直膝关节，然后慢慢回到起始位置；

c. 视情况在踝关节上绑缚沙袋等重物。

②注意事项：动作缓慢轻盈。

③练习要求：每日 4 组，每组 10～20 次，每次坚持 5 秒。

主动伸屈膝练习

3．第三阶段：术后 4～6 个月

（1）前向踏步及侧向踏步练习。

①动作要领：

a. 站立位，前方（侧方）放一高 15 厘米的板凳；

b. 伤患腿迈步踏上板凳，健康腿跟上，再以相反顺序回到起始位置；

c. 随着锻炼强度的增大增加板凳的高度。

②注意事项：一只脚踏上板凳时，另外一只脚一定要悬空。

③练习要求：每日 3 次，每次 1～2 组，每组 10 个。

踏步练习（一）

踏步练习（二）

（2）蹬车练习。

①动作要领：

a. 在固定单车上进行，将座椅调高至足部刚刚能踩到踏板并能完成一次蹬车循环；

b. 将阻力定为"轻"并逐渐增加到"重"。

②注意事项：速度保持均衡。

③练习要求：每日 10 分钟，也可逐渐增加练习时间，从每天蹬 1 分钟到每天蹬 20 分钟。

蹬车练习

4．第四阶段：术后 7 个月～1 年

（1）单腿跳。

①动作要领：

a. 单腿站立，另一个腿屈膝抬起，双手自然摆动；

单腿跳

b．站立腿半蹲，前脚掌蹬地，然后身体起跳，屈膝落地缓冲；

c．上下肢协调配合，保持身体平衡。

②注意事项：跳起高度只要脚后跟离开地面 20 厘米即可。

③练习要求：每日 5 次，每次 1 ～ 2 组，每组 20 个。

（2）折返跑。

①动作要领：

a．起跑时屈身，两腿前后分开要弯曲；

b．途中跑成直线，要平稳，后蹬速度要快；

折返跑练习

c．近底线 3 ～ 5 米时，身体要快速下蹲降重心成扑步，脚尖内扣减速急停，上体开始转向。

②注意事项：要灵活，重心要稳，转身回头后用前脚掌着地马上加速。

③练习要求：每日 2 次，每次 3 ～ 5 组，每组 30 米折返。

四、膝关节前交叉韧带术后康复训练注意事项

（1）执行中需视自身条件及手术情况不同，练习次数、时间、负荷视自身情况而定，在医生指导下完成。

（2）早期关节活动度（屈、伸）练习，力求角度有所改善即可，避免反复屈伸，多次练习。

（3）关节肿胀会伴随整个练习过程，肿胀不随角度练习及活动量增加而增加属正常现象。肿胀的突然增加应调整练习，减少活动量，严重时应及时复诊。

五、思考题

膝关节前交叉韧带损伤术后出院第一周该怎样进行康复训练？

第六节　踝关节扭伤的康复性训练

一、踝关节扭伤的原因

踝关节扭伤在运动损伤中非常常见，占所有运动创伤的 16% 以上。踝关节扭伤后可以发生很多种伤情，包括韧带损伤或断裂、骨折脱位，关节软骨损伤、肌腱损伤或断裂

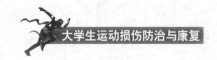
等。通常我们所说的扭伤是指韧带损伤或断裂，其中以踝关节外侧韧带损伤为主，内侧韧带损伤较少见。

在军事体能训练跑、跳练习中，学员处于腾空状态时，就自然有绷脚尖、足内翻的倾向。如果落地重心不稳，向一侧倾斜或踩在他人的脚上或踩球、陷入坑内等情况下，就会以足的前侧着地、内翻、外翻、旋转，从而导致副韧带的损伤。在前面的章节中已经提到踝关节韧带损伤按严重程度分为 3 度以及相关治疗方案，这里就不再阐述了。

二、踝关节扭伤恢复指南

关节不稳定不仅会造成反复损伤以及不可避免的痛苦、不便，更会由于反复损伤造成关节周围软骨甚至骨的损伤、退变、增生，以及因此带来的其他隐患，为日后的生活埋下了危险的种子，所以要重视这个问题，以积极的手段解决它。

关节稳定性由韧带和肌肉共同负责，两者功能有机统一才能充分起到对关节的保护作用，如果其中一方功能缺失，另一方的功能就要尽量增强，去弥补整体功能的缺口，即"代偿"。

对于踝关节来说，全面练习其周围前群、后群、外侧肌群，才能有效增强关节稳定性。

三、踝关节扭伤自我康复训练

脚踝康复性训练的原则：长期性、难度递增性。

练习的难度逐渐增加，大致分为以下几种：

（1）小范围运动——灵活性练习；

（2）平衡——感知练习；

（3）加强力量练习；

（4）加强持久练习；

（5）灵活性——增强练习。

具体训练方法：

踝关节灵活性练习（一）

1. 关节灵活性练习（初期）

（1）温馨提示：如果没有骨折等问题，受伤后 48～72 小时，就要开始进行简单的康复训练。长时间休息不活动会导致脚踝关节粘连、肌肉萎缩、力量下降等一系列并发症。首先需要做的是放松小腿及踝关节附近紧张的肌肉，恢复关节灵活性。

踝关节灵活性练习（二）

（2）练习方法：踝关节环绕练习。移动脚踝完成整个范围内的运动（上

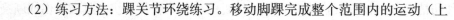

下、前后、绕环），整个过程中保证腿部不动，只移动脚踝。

2．辅助力量训练（半个月后）

半个月之后，利用脚踝训练带进行力量增强训练。

（1）抗阻足内外翻。

练习方法：坐在床上或瑜伽垫上，用弹力带套住患脚，弹力带在远端固定（器械或者其他）患脚用力外翻或内翻，反复做 15 次，休息 30 秒，共做 4～6 组，每天 1～2 次。

抗阻外翻

（2）抗阻勾脚。以弹力带为阻力，远端固定（器械的地盘甚至是利用床脚），套在脚上，从伸直位尽量用力勾到屈曲位，稍做停顿（停顿 1 秒左右），慢慢放开，反复做 20 次，休息 30 秒，共做 4～6 组，每天 1～2 次。

抗阻勾脚

（3）抗阻绷脚。以脚踝弹力带为阻力，近端固定（手握），套在脚上，从屈曲位尽量用力绷到伸直位，稍做停顿，慢慢放开，反复做 20 次，休息 30 秒，共做 4～6 组，每天 1～2 次。

（4）台阶提踵训练。找一个台阶或者凳子，脚前掌踩在上面，做快起慢落的练习，要求提踵 1～2 秒，而还原落下 6～8 秒。找一个台阶或凳子的目的是让脚跟悬空，下落时可以让脚跟落至低于脚前掌的位置，如图 8-6-1、图 8-6-2 所示。

抗阻绷脚

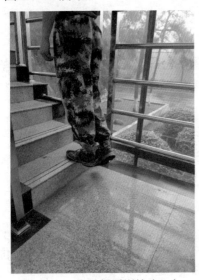

图 8-6-1　台阶提踵训练（一）

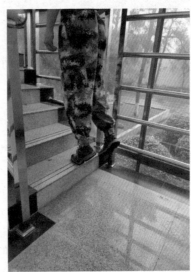

图 8-6-2　台阶提踵训练（一）

（5）平衡练习。站在海绵垫上，腿伸直，挺胸抬头，重心尽量往上提，用一条腿的力量控制身体平衡，每次 3～5 分钟，休息 30 秒，每组共做 2～3 次，每天 1～2 组。如果力量尚不能保证安全，可以在身旁寻求他人或扶手保护。如果力量很好完成无困难，可

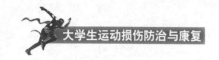

以手持重物完成动作或在板／垫上做 0 ～ 45 度半蹲起以增加难度，如图 8-6-3 所示。

3. 其他辅助恢复方法

（1）泡脚：活血化瘀，促进血液循环，有利于脚踝的恢复，并且对身体体质增强也有帮助，强力推荐。

（2）饮食：多实用一些蛋白质类的食物和骨汤，如豆类、牛奶、骨头汤、牛肉等。

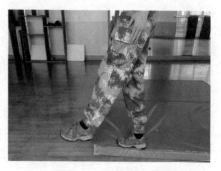

图 8-6-3　平衡练习

四、思考题

踝关节扭伤康复训练的原则是什么？

第七节　腘绳肌损伤的康复训练

一、腘绳肌损伤的康复目的

缓解疼痛、控制肿胀，改善关节活动度和肌肉状态，恢复肌肉力量，恢复完整的体适能。根据损伤的严重程度，腘绳肌损伤可以分为 3 度。根据损伤的不同程度，进行不同的康复方案。

二、康复训练方案

1. I 度损伤的康复

第一阶段：损伤早期 1 ～ 2 天。

坐位膝关节伸展训练：坐位时尽量伸直膝关节，然后可以躺下放松返回休息位。重复 3 ～ 5 分钟。不要长时间保持该姿势。

第二阶段：损伤 2 ～ 4 天以后。

静态腘绳肌伸展训练：该训练可以缓解疼痛。每次进行 30 秒，每日 4 ～ 5 次。

站立位屈膝训练：该训练可以适当增加腘绳肌力量，缓解疲劳。隔天训练，每次 3 组，每组 20 次，轻负荷。然后逐渐增加负荷，减少训练时间，每周 3 次，每次 4 组，每组 10 次。

抗阻屈膝训练：使用训练器械或者抗阻弹力带进行。每组 10 次，每次 3 组，然后短暂休息。每周进行 3 次。

运动按摩：隔天进行 1 次肌肉按摩。如果按摩过程中，疼痛可以忍受的情况下可以增加按摩深度。

当进行这些恢复性训练时不出现疼痛，或者好转明显时，可以开始小幅慢跑。一般在 2 周内逐渐增加训练的耐力和跑步速度。当可以持续慢跑大约 40 分钟并且没有任何问题时，可以开始速度训练。通常的训练单元先以 50% 体能进行 10×60 米的大跨步跑。2～3 天后，可以进行 70% 体能的 10×60 米的跨步跑。

固定自行车训练，爬楼梯训练，在能忍受的情况下增大步幅，训练后进行冰敷、按摩，需要记住缓慢增加训练量，并在整个康复过程中持续地进行伸展肌力训练及运动按摩。

2. Ⅱ度损伤的康复

第一阶段：损伤早期 1～3 天。

尽可能多休息，尽可能地多坐、多躺，并抬高患肢。

每 2～4 小时使用冰敷冷疗 15 分钟。不要直接把冰袋放在皮肤上，以免冻伤。

加压固定。可以使用弹力绷带或者冷疗带固定。

在医生指导下，可适当使用 NSAID 类消炎止痛药及肌松药物。

第二阶段：损伤后 4～7 天。

每隔 20～30 分钟交替使用热敷和冷敷 5 分钟（使用冰敷可以降低局部血流），每日 3 次。

静态腘绳肌伸展训练：持续牵拉 30 秒左右，每天 4～5 次。

坐位膝关节伸展训练：坐位时尽量伸直膝关节，然后可以躺下放松返回休息位。重复 3～5 分钟。如果感到疼痛就不要进行；不要长时间保持该姿势。

从第 4 天起，可以开始无痛训练：站立位屈膝训练（每次 3 组，每组 20 次）、俯卧位直腿抬高训练（每次 3 组，每组 10 次）。

腹股沟及髋部肌力训练：用于加强髋部和腹股沟肌肉力量，使用抗阻弹力带进行练习（隔天训练，每次 3 组，每组 20 次）。

急性损伤出血缓解后，可以进行轻度的运动按摩。

康复理疗，比如经皮电刺激（TENS）、超声，能够减轻疼痛和缓解肿胀，请在医生指导下进行。

训练后进行冰敷、按摩。

第三阶段：损伤后 7～14 天。

在康复训练开始前热敷（热敷袋或热水浴）10 分钟，帮助放松腘绳肌。

抗阻屈膝训练：负重训练机上进行轻度抗阻屈膝训练，或者使用抗阻弹力带（每周 3 次轻度抗阻训练，每次 3 组，每组 20 次，然后短暂休息）。训练过程中保证无痛进行。

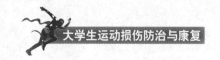

桥抬训练或椅上抬高训练：身体平躺，双膝弯曲置于地面或者伸直放在椅子上。向上抬起双髋及臀部，尽可能高地抬离地面，维持 3～5 秒（隔天 1 次，每次 3 组，每组 20 次）。当练习能够很顺利完成时，可以患腿单独训练。

隔天进行运动按摩，隔天进行游泳或固定自行车练习。

如果这些训练能够无痛地进行，可以同时开始适当地慢跑。

训练后进行冰敷、按摩。

第四阶段：损伤 14 天以后。

康复训练前热敷（热敷袋或热水浴）10 分钟。

继续静态腘绳肌伸展训练。

每周进行腘绳肌运动按摩，直到按摩师感到腘绳肌损伤处瘢痕结节感消失。

动态伸展训练：每日进行 1～2 次。

继续抗阻屈膝训练。通过逐渐增加负荷（可以增加弹力带张力），减少频率，提高训练难度（每次 4 组，每组 10 次，每周 3 次）。

离心性腘绳肌肌力训练：双膝跪地，治疗师帮忙固定双小腿，患者向前倾俯，尽量往下接近地面。练习关键是保持这个姿势，避免下腰和双髋关节活动（起初每周 1 次，每次进行多组，每组 10 下；然后可以逐渐增加训练量至每周 2 次训练）。

当可以连续跑步 40 分钟后没有问题时，可以开始速度练习。以 50% 体能进行 10×60 米的大跨步跑。2～3 天后，可以进行 70% 体能的 10×60 米跑。

进行游泳或固定自行车练习。

训练后进行冰敷、按摩。

3．Ⅲ度损伤的康复

第一阶段：损伤早期 1～7 天。

即刻寻求医疗救助。

R.I.C.E（休息、冰敷、加压、抬高患肢）。

合理使用拐杖。

在医生专业指导下进行康复。

目标：尽早恢复到全负重状态下活动。

第二阶段：损伤后 7～14 天。

进行热敷，可以使用热敷带、热水浴或超声。

当急性损伤出血控制后，可以进行运动按摩。起初轻度，如果疼痛可以忍受，逐渐过渡为深度按摩。

无痛下进行静态肌肉收缩练习。非负重进行（每天 4 组，每组 10 次）。

静态腘绳肌伸展训练：保证训练无痛进行（每次持续 30 秒，每天 5 次）。

俯卧位屈膝训练：保证无痛进行。身体俯卧，膝关节屈向臀部。（持续 5 秒，每次 3

组，每组 10 次）

腹股沟及髋部肌力训练：使用抗阻弹力带和踝关节负重带（隔天 1 次，每次 3 组，每组 20 次）。

康复理疗，如经皮电刺激（TENS）、超声，请在医生指导下进行。

训练后进行冰敷、按摩。

第三阶段：损伤后 2 周～1 月。

除以上这些训练外，另外增加抗阻屈膝训练。使用抗阻弹力带或训练器械进行（每周 3 次，每次 3 组，每组 20 下）。

桥抬训练或椅上抬高训练：每次维持动作 3～5 秒（隔天 1 次，每次 3 组，每组 20 下）。当练习能够很顺利完成时，可以患腿单独训练。

进行浅蹲训练（保持腘绳肌不受力），双足分开与肩同宽（每周 3 次，每次 3 组，每组 15～20 下）。

隔天进行运动按摩。隔天游泳练习。

疼痛可以忍受的情况下进行固定自行车练习。

训练后进行冰敷、按摩。

第四阶段：损伤 1 月以后。

康复训练前热敷（热敷袋或热水浴）10 分钟。

继续上述训练，逐渐增加训练强度，改变训练量为每次 4 组，每组 10 次。

动态伸展训练：每日进行 1～2 次。

离心性腘绳肌肌力训练：起初每周 1 次，每次进行多组，每组 10 下；然后可以逐渐增加训练量至每周 2 次训练。

如果感到无痛，可以开始进行慢跑。起初速度放慢持续 5 分钟，然后逐渐增加训练时间和速度。当可以持续跑步 40 分钟没有任何问题时，可以开始速度练习。先以 50% 体能进行 10×60 米的大跨步跑。2～3 天后，可以进行 70% 体能的 10×60 米跑。

进行游泳或固定自行车练习。

训练后进行冰敷、按摩。

三、思考题

腘绳肌损伤的康复目的是什么？

腘绳肌康复训练

参考文献

[1] 王国祥, 王虎. 体育运动伤害防护 [M]. 苏州: 苏州大学出版社, 2017.

[2] 王安利. 运动损伤预防的功能训练 [M]. 北京: 北京体育大学出版社, 2013.

[3] 黄涛. 运动损伤的治疗与康复 [M]. 北京: 北京体育大学出版社, 2010.

[4] 邱燕春, 李南生, 王德海. 运动损伤康复与预防的功能锻炼思路 [J]. 当代体育科技, 2016 (8): 33-34.

[5] 王雪娇, 金晗. 康复医学在踝关节损伤中的应用研究概况 [J]. 中医药临床杂志, 2019, 31 (5): 984-987.

[6] 丁云, 陈麒羽, 林依青. 院级运动损伤康复专科护士的岗位设定及实践 [J]. 护士进修杂志, 2019, 34 (9): 805-809.

[7] 王国帅. 针对运动损伤的上下肢康复机器人运动控制研究 [D]. 北京石油化工学院, 2020.

[8] 丁杨. 基于健康信念模式的颈脊髓损伤患者院外肺功能康复依从性的调查研究 [D]. 安徽医科大学, 2020.

[9] 邢聪, 吴瑛, 项贤林, 等. 近十年来运动损伤领域研究前沿及发展趋势之研究 [J]. 南京体育学院学报 (自然科学版), 2016, 15 (5): 21-26.

[10] 朱金宁, 李红娟. 青少年运动损伤与体质内因相关性分析 [J]. 武汉体育学院学报, 2017, 51 (4): 96-100.

[11] 邢聪, 吴瑛, 项贤林. 美国运动损伤前沿研究热点与内容分析——基于科学知识图谱的可视化研究 [J]. 体育科学, 2016, 36 (9): 66-72.

[12] 石岩, 霍炫伊. 体育运动风险研究的知识图谱分析 [J]. 体育科学, 2017, 37 (2): 76-86.

[13] [英] 利·布兰登. 运动损伤解剖学: 康复训练 [M]. 王震宇, 司佳卉, 译. 北京: 人民邮电出版社, 2017.

[14] [美] 罗伯特·S. 高特林. 运动损伤的预防、治疗与恢复 [M]. 高丹潇, 译. 北京: 人民邮电出版社, 2017.